密钥破解
行为左右健康

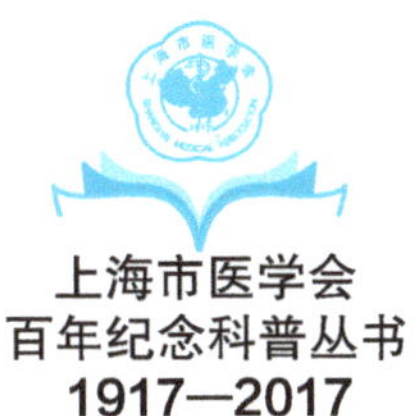

上海市医学会
百年纪念科普丛书
1917—2017

上海市医学会
上海市医学会行为医学专科分会 组编

上海科学技术出版社

图书在版编目(CIP)数据

密钥破解：行为左右健康 / 上海市医学会, 上海市医学会行为医学专科分会组编. —上海：上海科学技术出版社, 2017.12

（上海市医学会百年纪念科普丛书）

ISBN 978 - 7 - 5478 - 3844 - 0

Ⅰ.①密…　Ⅱ.①上…②上…　Ⅲ.①医学—普及读物　Ⅳ.①R - 49

中国版本图书馆 CIP 数据核字(2017)第 294781 号

密钥破解

行为左右健康

上海市医学会

上海市医学会行为医学专科分会　组编

上海世纪出版（集团）有限公司
上海 科 学 技 术 出 版 社　出版、发行
（上海钦州南路 71 号　邮政编码 200235　www. sstp. cn）

字数：160 千　　　　印张 11
2017 年 12 月第 1 版　2017 年 12 月第 1 次印刷
ISBN 978 - 7 - 5478 - 3844 - 0/R · 1523
定价：30.00 元

本书如有缺页、错装或坏损等严重质量问题，请向工厂联系调换

内容提要

本书由上海市行为医学领域的专家共同编写，以通俗易懂的方式向读者讲述了行为医学与健康、疾病相关的知识和治疗方法。

第一部分"读经典"，收集了 19 篇与行为医学相关的经典名家之作，让大家认识行为医学这门新兴学科，也让大家了解行为与疾病、健康之间密不可分的微妙关系。

第二部分"问名医"，介绍了日常生活中多种常见的行为问题，包括压力事件、抑郁和躁狂、厌食和贪食、焦虑和强迫对身心的影响；不同年龄段疾病的特殊行为，如老年性痴呆的行为、更年期的行为；日常生活中与人们息息相关却很少谈起的性行为等。

本书全方位、多角度地介绍了行为与疾病、健康之间互为因果的关系，从行为中认识疾病的发生，以纠正行为的方式来治疗疾病，让广大读者对行为与疾病、健康之间的关系有一个全新的认识。

本书编委会

主　　编： 李春波

副 主 编： 王宏保　毕晓莹　陆　峥

编委名单：（按姓氏笔画排序）

王祖承　申　远　许之民　孙喜蓉　苏　亮

李永超　李晨虎　汪作为　张　旭　张红霞

张劲松　张海音　陈英群　陈　珏　苑成梅

范　青　林国珍　季建林　周国权　柏涌海

徐俊冕　高鸿云　程文红

总　序

上海市医学会成立于 1917 年 4 月 2 日，迄今已有 100 年的悠久历史。成立之初以"中华医学会上海支会"命名，1932 年改称"中华医学会上海分会"，1991 年正式更名为"上海市医学会"并沿用至今。

百年风雨，世纪沧桑，从成立之初仅 13 人的医学社团组织，发展至今已拥有 288 家单位会员、22 000 余名个人会员，设有 92 个专科分会和 4 个工作委员会，成为社会信誉高、发展能力强、服务水平好、内部管理规范的现代科技社团，荣获上海市社团局"5A 级社会组织"、上海市科协"五星级学会"。

穿越百年历史长河，上海市医学会始终凝聚着全市广大医学科技工作者，充分发挥人才荟萃、智力密集、信息畅通、科技创新的优势，在每一个特定的历史时期，在每一次突发的公共卫生事件应急救援中，均很好地体现了学会的引领带动作用。近年来，在"凝聚、开放、服务、创新"精神的指引下，学会不忘初心，与时俱进，取得了骄人的成绩。

2016 年，习近平总书记在"全国卫生与健康大会"上发表重要讲话，指出"没有全民健康就没有全面小康"，强调把人民健康放在优先发展的战略地位。中共中央、国务院印发的《"健康中国 2030"规划纲要》明确了"共建共享、全民健康"是建设健康中国的战略主题，要求"普及健康生活、加强健康教育、提高全民健康素养"，要推进全民健康生活方式行动，要建立健全健康促进与教育体系，提高健康教育服务能力，普及健康科学知识等。上海市医学会秉承健康科普教育的优良传统，认真践行社会责任，组织动员广大医学专家积极投身医学科普创作与宣传教育。

近年来，学会重点推出了"健康方向盘"系列科普活动、"架起彩虹桥"系列医教帮扶活动和"上海市青年医学科普能力大赛"三项科普品牌。通过科普讲座、咨询义诊、广播影视媒体宣传以及推送科普文章或出版科普读物等多形式、多渠道,把最前沿的医学知识转化成普通百姓健康需求的科普知识,社会反响良好。配合学会百年华诞纪念活动,其间重点推出了百场科普巡讲活动和百位名医科普咨询活动。上海市医学会以其卓有成效的科普宣教工作受到社会各界好评,荣获上海市科委颁发的"上海科普教育创新奖-科普贡献奖(组织)二等奖"、中华医学会"优秀医学科普单位"和"全国青年医学科普能力大赛优秀组织奖",成为上海市科协"推进公民科学素质"百家示范单位之一。

为纪念上海市医学会成立100周年,同时将《"健康中国2030"规划纲要》精神进一步落到实处,我们集中上海医学界的学术领袖和科普精英编著出版这套科普丛书,为大众提供系统的医学科普知识以及权威的疾病防治指南,为"共建共享、全民健康"的健康中国建设添砖加瓦。在这套丛书里,读者既可以"读经典"——呈现《再造"中国手"》等丰碑之作,重温医学大家叱咤医坛的光辉岁月,也可以"问名医"——每本书约有100名当代名医答疑解惑,解决现实中的医疗健康困扰。既可以通过《全科医生,你家的朋友》佳作,找到你的家庭医生,切实地感受国家医疗体制改革的努力给大众带来的健康保障;也可以领略《从"削足适履"到"量身定制"——医学3D打印技术》《手术治疗糖尿病的疗效如何》等医学前沿信息,感受现代医学科技进步带来的福音。

经典丰满的内容,来源于团结奋进、齐心协力的编写团队。这套丛书涉及上海市医学会所属的50余个专科分会,编委达2 000余名,参与编写者近5 000人,堪称上海市医学会史上规模最大的一次集体科普创作。我相信,每一位参与科普丛书的编写者都将为在这场百年盛典中留下手迹,并将这些健康科普知识传播给社会大众而引以为荣。

在此,我谨代表上海市医学会,向所有积极参与学会科普丛书编著的专科分会编委会及学会工作人员,向关注并携手致力于医学科普事业发展的上海科学技术出版社表示衷心的感谢!

源梦百年、聚力同行,传承不朽、再铸辉煌。愿上海市医学会薪火不熄,祝万千家庭健康幸福!

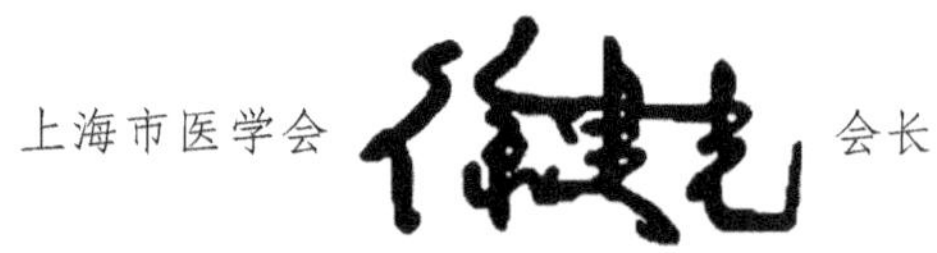

上海市医学会　　　　　　会长

2017 年 5 月

前　言

　　行为医学是 20 世纪 70 年代崛起的跨医学和心理学领域的学科，为研究和发展关于行为科学中与健康、疾病有关的知识和技术，并将这些知识和技术用于疾病诊断、预防、治疗和康复的多学科领域。1978 年美国行为医学学会和行为医学研究学会相继成立，1990 年国际行为医学学会成立。

　　我国于 1988 年成立了全国行为医学和生物反馈研究会。经过两年多实践与研讨，由上海中医药大学沈家麒教授、原上海第二医科大学附属第九人民医院（现为上海交通大学医学院附属第九人民医院）杨菊贤教授、济宁医学院杨志寅教授等学者发起，经中华医学会批准，于 1990 年 10 月正式成立中华医学会行为医学及生物反馈学会（后更名为中华医学会行为医学分会），沈家麒教授和杨菊贤教授分别担任首届和第二届主任委员。1992 年 3 月经上海市医学会批准，上海市医学会行为医学专科分会正式成立。

　　近 30 年来，行为医学的理念和方法在临床越来越得以重视和应用，上海市医学会行为医学专科分会已经成为多学科合作和交流的平台，定期组织学术年会、学术沙龙、继续教育等各种学术活动，内容涉及精神心理科、神经内科、心血管科、内分泌科、消化科、老年科、中医科、妇产科和儿科等多个临床科室，深受同行好评。

　　值此上海市医学会成立 100 周年之际，行为医学专科分会组织了精神医学、行为医学、心身医学、医学心理学、内科学、神经病学、老年医学、妇产科学、儿科学和中医学等多个学科的 20 多位专家，编写科普书籍，希望让大众更多了解行为医学，了解行为对健康的影响，为全民身心健康水平的提高贡献我们专业人员的一份力量。

上海交通大学医学院附属第九人民医院教授

上海市医学会行为医学专科分会顾问

杨菊贤

2017 年 11 月

目　录

CHAPTER ONE

读 经 典

一、"健康之门"的钥匙在你自己手里

你在身体健康的时候,体会不到丧失健康的痛苦和不幸。你觉得呼吸顺畅、饮食有味、活动自由,一切都是非常自然的。因此,你也许根本不注意采取维护和增进健康的行为。健康的价值,只有在患病时,才有最深切的体会。患病的痛苦和享有健康的幸福,这种鲜明的对比会让你知晓健康的珍贵。

在现代社会里,各种各样的生活压力对人们的健康构成重大的挑战,与人们生活习惯和行为方式相关的慢性病如心脑血管病、癌症、糖尿病、阿尔茨海默病等大幅增加,我们需要选择健康行为,维护和增进健康,预防慢性疾病。

在很多人心目中,"健康"常指没有身体疾病或虚弱症状,但是,现代健康的概念不仅是没有疾病或虚弱,而是身体、心理和社会功能完好。许多心理不健康的人虽然身体并无疾病,但他们在社会生活、人际交往中或情绪抑郁,或焦虑恐惧,或杂念频生,以致学习和工作能力下降,自觉非常痛苦,怎能说他们是健康的呢?

为了维护和增进心身健康而进行的各种活动是"健康行为",如合理膳食、适度运动、戒烟限酒、心理平衡、良好睡眠等,健康行为是维护心身健康、预防慢性病的关键。

有一项健康行为的研究,按照遵从健康行为的程度,对 6 928 名成人的行为方式进行了 5 年多的观察。研究者将以下 7 项作为基本的健康行为:①每天睡眠 7～8 小时;②每天坚持吃早餐;③极少或不在两餐之间吃过多零食;④根据身高、年龄、性别调节并保持体重;⑤不吸烟;⑥不饮酒或有节制地少量饮酒;⑦有规律地进行体育锻炼。结果表明,遵从健康行为的人群健康水平显著高于不遵从的人群,病死率有显著差别。遵从 6～7 项健康行为的人群比只遵从 3 项以下的人群期望寿命长 11 年。这充分说明了选择健康行为有利于提高整体健康水平,降低病死率。

建立和坚持健康行为,第一,应确立科学的健康信念。我们强调健康信念的科学性,是说这些信念已被科学研究所证实,不是道听途说,也不是个人的主观体会。如果我们不树立科学的健康信念,就可能被迷信俘虏或跌入伪科学的陷阱。第二,要坚定地选择健康行为。第三,要坚持和发展健康行为习惯,前述的基本健康行为要长期坚持，使健康行为成为日常生活中的主导行为。

许多人以为，想要健康，就靠吃补品和服药，其实许多人生病是由于采取了危害健康的生活方式，正是他们自己成了健康的最大敌人。所以，选择生病还是选择健康，完全是由我们自己决定的。打开"健康之门"的钥匙就在我们自己手里！

（徐俊冕）

○ 摘编自《市民健康行为指南》2000 年

—— 专家简介 ——

徐俊冕

徐俊冕，复旦大学上海医学院医学心理学教授，复旦大学附属中山医院主任医师。曾任中国心理卫生协会心理治疗与心理咨询专业委员会副主任委员，上海市心理卫生学会副理事长，中华医学会行为医学分会常务委员兼全国医学心理咨询学组组长、顾问。

从事医学心理学、心理障碍药物治疗和认知行为治疗的临床研究等。

二、现代生活离不开心理咨询

　　丰衣足食，是人们生活之基本需要。随着社会的进步和发展、生活水平的提高、医疗保健条件的改善，以及物质需求得到满足，越来越多的人开始认识到精神或心理需求在生活中的重要性。例如，城市现代化的发展，在大都市中工作生活节奏的加快、职业竞争、环境变化、人际冲突、生活压力、感情风波等无不给人带来心理上或精神上的冲击和挑战。传统的生活准则"无躯体疾病就是健康""任凭风浪起，稳坐钓鱼台"的策略难以使人适应现代社会发展的步伐。因此，需要生活在现代社会中的我们学会用新的方法或生活的技巧来适应社会的发展，尤其是认识自我、调整和提高自身的心理适应与承受能力。而心理咨询无疑是一个重要的帮助手段，它可以给予那些面临生活挫折、精神困扰、心理失衡或"不幸"的人们提供心理上的支持、帮助和理解，起到"拐杖"的作用，支撑他们渡过心理的痛苦和彷徨阶段，更好地去面对和适应生活，并充分发挥自己的潜能。在经历生活、情感或工作的挫折中学会"吃一堑，长一智"，而不是从此"一蹶不振"或"怨天尤人"。

　　广义上来讲，心理咨询是一个帮助、指导和教育的过程，应用有关的心理、社会、文化、医学、历史等多方面的知识给予求询者以帮助和支持。而提供指导的人员可以是心理学家，也可以是教育工作者、医务人员、社会工作者等，在国外，还可以是志愿者、义务工作者。当然，咨询工作者虽然可以分属各行各业，但都必须经过一定的专业咨询理论和技术的培训，因为心理咨询仍有其特有的技巧和规律。为什么这样说呢？众所周知，心理咨询的形式主要是通过言语的交谈，而言语的沟通是构成咨询者与求询者之间的桥梁，倘若未能掌握较好的言语与交谈咨询技术，很可能会"话不投机半句多"；但如果是有经验的咨询者，则可能会使求询者感到"与君一席谈，胜读十年书"。因此，心理咨询是一项很重要、很高尚、很神圣的工作。正是因为重要，因此更需要咨询工作者有诚实、助人之心，应用广博的人文、社会学知识和深入浅出的心理卫生知识给予求询者以有效、实用的指导和教育，同时结合使用心理治疗或咨询的特殊干预技术帮助求询者克服某些特殊的心理问题或障碍。

　　为适应不同求询者的需求，现代心理咨询的形式也日渐丰富。从一对一的个别咨询到小组形式的团体咨询，从面对面的实地咨询到通过电话、网络的远程咨询，心理咨询已经悄然成为现代生活不可或缺的一部分。

（季建林）

○ 摘编自《心理咨询——身心健康必读》2003 年

—— 专家简介 ——

季建林

季建林，教授，复旦大学附属中山医院心理医学科主任。中华医学会行为医学分会候任主任委员，曾任上海市医学会行为医学专科分会第三届和第四届主任委员。

长期从事综合医院精神卫生工作，擅长抑郁和焦虑障碍的诊治。

三、酒神：吉神还是凶神

酒与人类生活密切相关。自古以来，由于酒具有特别的醇香，令人心情舒畅、忘却烦恼、减轻疲劳，因此每逢战时出征或凯旋荣归、和平时期的婚嫁喜庆与生辰寿诞等大事时，都会有酒助兴。在人们的心目中，酒几乎成了欢乐的代表、吉祥的化身。但是随着酒的工业化生产，饮酒人口不断增多，嗜酒、酗酒导致酒精中毒现象的出现，酒对人类而言并非尽是欢乐吉祥，也成了残害人类的凶神。

"摧残"身心的酒

酒精中毒又称酒精依赖，是指为了重复追求饮酒后产生的一种愉快感觉而不断地酗酒，随之而来就对酒精产生了耐受性和依赖性。一旦停止饮酒后可出现一系列戒断症状，如震颤、恶心、出汗、发热，有时可出现幻觉妄想、意识障碍及肢体的强直抽搐等。正是在这种愉快感和不适感的诱惑、逼迫下，许多人逐渐陷入"酒潭"而不能自拔。

人们都知道，长期酗酒可造成全身脏器的损害。长期饮酒，尤其是酗酒，可造成食管炎、食管癌、脂肪肝、肝硬化、肝癌、心脏损害、高血压、脑卒中以及脑萎缩等疾病。另外，在孕育时期豪饮，容易造成后代的缺陷，最典型的是发生"胎儿酒精综合征"。由于酒精对睾丸的直接作用，在酗酒者中有 30％～70％的人可出现睾丸萎缩、睾酮生成下降，因此 66％～90％出现性欲减退、勃起功能障碍；在慢性酒精中毒者中，睾丸萎缩可高达 65％以上。

我国的一项抽样调查表明，在 1 674 例酒精中毒的患者中，有 53.6％伴有各种脏器损害，其中尤以神经系统损害最多，占 39.6％；其次为消化系统损害，占 31.6％；心血管系统的损害占 11％，性功能障碍占 17.6％。此外，有 30.8％的人发生精神状态的异常和个性改变，表现为工作随便、不遵守纪律、脾气急躁、动辄打骂家人、易激惹、好斗、挥霍钱财而全然不顾家庭与子女，进而无端怀疑家人、猜疑他人。他们的配偶、子女在这种恐怖恶劣的环境中生活，心情紧张。如进一步发展的话，酒精中毒者还可出现震颤、谵妄、幻觉、妄想、遗忘和痴呆，甚至全身抽搐、共济失调，严重时可因昏迷或并发症致死。

危害家庭社会稳定的酒

　　酗酒、酒精中毒而产生的对家庭及社会的破坏作用也非常明显。据美国的一项调查，凶杀案中的 28％～86％、强奸案中的 24％～72％、偷窃案中的 41％、夜盗案中的 26％的发生率均与酒精中毒有关。饮酒年龄向低龄化发展，如 13 岁左右的初中生中也有酗酒问题。在我国也有类似的情况，因酗酒、酒精中毒而伴发的离婚、家庭解体、卖淫、吸毒、流浪、出走、自伤自杀及伤人杀人等违法犯罪现象也屡见不鲜，增加了社会的不稳定性。

　　一些因种种原因受到挫折的人（如下岗、职称没评上、经济窘迫等），往往通过过量饮酒来"排忧解愁"。但短时的麻醉、忘却并不能解决任何问题，时间久了，则导致性格的变异及脾气的暴戾，对家人的粗暴代替了往日的亲切和温情，最终的结局是可想而知的。一些经历过此种情景的人非常形象地把酒比作"缠人的恶魔"。

（王祖承）

○ 摘编自《大众医学》1995 年第 10 期

── 专家简介 ──

王祖承

　　王祖承，上海市精神卫生中心主任医师，教授，博士研究生导师。曾任上海市精神卫生中心院长，中国心理卫生协会副理事长，上海市心理卫生学会会长，上海市医学会行为医学专科分会主任委员。

　　专长临床精神病学，尤其是精神科治疗，包括森田治疗和内观治疗等。

四、慢性酒精中毒是如何形成的

冰冻三尺　非一日之寒

对酒精中毒者进行调查时发现，酒精中毒的形成均有一个发展过程：青少年时期，在家人的影响下，先是少量、偶尔饮酒，以后品味到在饮酒后有一种特别的舒服感，就逐渐增加饮酒的次数或饮酒量，至 20 岁左右已形成定期饮酒习惯，其间也有发生急性酒精中毒的表现。至 30 岁左右，时常有因酗酒而呈慢性酒精中毒的迹象，以后则与医院结下"不解之缘"。出现精神异常后，则又和精神病院"交往密切"。

一些人错误地认为，酒量大则发生酒精中毒的机会少，其实不然。据研究得知，遗传因素可决定肝脏内乙醛脱氢酶（ALDH）的多少。当体内的 ALDH 量缺乏时，酒精转化为乙醛后就不能进一步代谢成水和二氧化碳，体内乙醛增多，出现脸部发红、头痛、眩晕、恶心或呕吐，可反馈性地抑制继续饮酒，能减少酒精中毒的机会。而饮酒海量的人，体内 ALDH 含量高，饮了较多酒后仍不会出现醉酒反应，往往导致摄入更多酒精，继而发生酒精中毒。所以，酒量大是祸不是福。据我们的调查，上海地区健康人群中的 50％缺乏 ALDH，有 67％的人在饮酒后出现脸部发红；而酒精中毒者中，只有 13.4％的人缺乏 ALDH，仅有 23.7％的人出现脸部发红。

挣脱酒神的拥抱

酒精中毒的治疗，最重要的是戒酒。当然，可以在家中戒酒，但由于环境的种种影响，效果不佳，所以还是以住院为好，使患者与社会隔离一阶段（3～6 个月）。在住院期间，使之逐步停止饮酒，并逐步适应停酒后的不适感，再加上一系列的营养支持，可以帮助他们恢复身体健康。对于伴有各种躯体疾病的患者，应作详细的体格检查，并及时进行对症治疗。同时再给予一些如安定（地西泮）类的精神药物，以消除焦虑紧张、促进睡眠、防止抽搐等症状。国外也有使用戒酒硫，患者服用后，可使酒的氧化过程停滞在乙醛阶段，使体内乙醛蓄积，就会产生一种"濒死"体验，并伴有恶心、呕吐、大汗、眩晕等"乙醛化反应"，产生对酒的厌恶反射。国内尚未开展此项治疗。此外，组织戒酒的互助团体，开展互教互助活动以相互督促戒酒，也是一种行之有效的形式。

需要强调的是，我国还有很多不良的饮酒习惯和饮酒行为亟需改变。譬如在宴会上互相比酒量，用"一口闷、感情深""一杯干、继续干"之类的劝酒辞逼迫对方大量饮酒，结果是你一杯、我一杯，无节制地大量饮酒，其长远不良后果可想而知。又如，对18岁以下未成年人劝其饮酒，无意中滋长了不良的饮酒习惯。我们呼吁，18岁以下的未成年人不宜饮酒，并建议应将此警句醒目地印在每瓶酒的商标纸上。

我们在重视酒精中毒的危害时，还要着手开展预防工作，对已发生酒精中毒的患者要及时治疗，让他们尽快从凶恶的酒神怀抱中挣脱出来。标本兼治，方能取得成效。

（王祖承）

○ 摘编自《大众医学》1991 年第 4 期

五、剖析有关老年的 6 种误解

误解一　年老意味着病魔缠身

对老年人来说,或多或少都会存在一些慢性疾病,上海市大样本社区调查发现：60 岁以上老人患一种及以上疾病的人数有 80％之多。因此,真正重要的不在于一个人患了多少种疾病,而在于如何应对慢性疾病、如何使疾病的影响降到最低限度。

导致老人丧失能力的原因常有：疾病或疾病的影响;个体的不良生活方式,如饮食不当、运动缺乏、吸烟等;增龄的生理学改变。因此,只要对影响衰老过程的因素(包括健康危险因子)加以控制,我们就能掌握自己的"命运"。许多疾病如高血压、腹部肥胖(体重超重)、糖尿病,以及肺功能、肾脏功能、免疫功能、骨密度的下降,是能够通过改变饮食和生活习惯而避免或延迟发生的。精神因素和社会交往,也是决定老人生理状态的重要因素,因为精神和躯体之间的关联非常密切。

误解二　年老意味着不能获得新知

老人能够且应该学习新知识。国内外发现了 3 个预测老年智能水平的显著因素,即规律的体育锻炼,强有力的社会支持,以及相信自己有应对生活考验的能力。

老年人可以成功地学会许多新技术,如烹饪、使用微波炉、自动取款机、照相机、电脑和智能手机等。虽然老年人短期记忆能力普遍减退,但是记忆训练和实践可以帮助老年人改善短期记忆。请按照自己的节奏工作,实践新技巧,不要因为怕自己跟不上别人(或学得慢)而放弃。学习的能力是终身的,学习过程中,可以培养并获得创造性。

社会交往是个体获得新知识的一个重要途径。影响社会交往的 4 个因素有：①独居是健康不良的强危险因子;②社会支持——如情感、身体和人际交往,都对健康有着直接的正面影响;③社会支持可以缓冲或减少增龄给躯体健康带来的不良影响;④社会支持的作用取决于环境、个体以及老人的需求,不需要的或不必要的支持，弊大于利。

社会支持包括两方面：情感支持和生活照料支持。情感上的社会支持包括个人信仰、对他人的信任、得到别人的尊重以及拥有自己的朋友圈。社会支持可以帮助个体对抗生活应激事件。例如那些拥有有力社会支持的患者，手术后服用的止痛药较少。给予或获取社会支持的途径很多，如打电话、探视、参加集体活动等。

误解三　衰老不可逆转

老年人不仅能恢复丧失的功能，有时甚至还能超越原有水平。戒烟、合理饮食、锻炼身体永远不会太迟，这样就能获得良好生活方式给健康带来的益处。通过阅读、字词游戏、智力练习、交谈，可以维持甚至改善他们的精神状态。

躯体活动是成功老龄化的关键，包括有氧运动，如步行、舞蹈、园艺。合理饮食和体育锻炼可以帮助减轻体重，减少心脏病和结肠、直肠癌的发生率，减少糖尿病、关节炎和骨质疏松对躯体的影响，增加身体力量和平衡度，从而减少跌跤的发生。积极的精神激励，与朋友、家人保持良好社会关系，都有助于提升身体素质。

误解四　长寿的秘密在于遗传

生理老化并不单由遗传决定，尽管在家族易患性疾病，如癌症、糖尿病和高血压等，遗传的作用显得很重要。在美国，一项称之为"麦克阿瑟双生子研究"的全国性研究发现，决定寿命的是其他因素，而非遗传。遗传对心理和生理功能的作用弱于环境和生活方式。随着年龄的增长，遗传作用越来越弱，而环境和生活方式越来越重要。瑞典著名的双生子研究也证实，外在环境因素（包括生活、行为方式）在决定发生疾病的风险中起着非常重要的作用，而单独内在因素（如遗传素质）尽管有很高的显著性，但在高龄时并非主导因素；年事越高，则遗传因素相对贡献率越下降，而非遗传因素作用则增加，在决定晚年疾病发生的风险中，环境及行为因素有着非常重要的作用。

误解五　年老意味着风烛残年

部分认知功能丧失是衰老不可避免的一部分吗？或许是，或许并非如此——有些智能活动随年老而减缓，但大多数不！

下列心理功能随年老而减缓：①信息加工速度；②记忆一些事物，如姓名、数字和空间位置；③老年人在给予复杂指令或有分心的情景时，学习不佳。他们在按自己速度、私下学习、一次只学一个项目时，学得更好。

有些老化因素，像遗传，我们无法控制。有些老化因素是早年经历的结果，不能再控制。但有些因素在任何年龄都能进行干预，如体育锻炼，保持积极的心态，不断用自己的智慧去解决各种问题。

人们经常因为功能丧失而埋怨衰老，常过分夸大对功能丧失的恐惧，这也是产生有关衰老误解的原因。但这实际上是由不良生活方式引起的，如饮食不当、缺乏锻炼、吸烟、过度饮酒、营养不良或智力活动的运用不足。很多功能丧失可经由饮食、锻炼、智力训练和社会支持得以恢复。

误解六　年老好比强弩之末

在退休的开始几年，许多人突然间会有一种茫然的感受："难道今后的日子就是等死?!"一些老年人有着"所有的能力都丧失了，没有任何用处了"的错误观念。在国外，2/3 的老年人在教堂、医院或其他团体组织进行有报酬的或志愿者的工作。个体独立性是成功老年的目标，它有赖于精神健康和躯体健康两个方面。我们力求更长的、更具有生产力的日子，而不仅仅是寿命的延长。对生活的积极融入，通过与家庭、朋友保持紧密人际关系，以及连续参加具有生产力的活动而得以实现。许多成功老龄者都认为，友谊是保持活跃和情感安全的一个重要因素。有着家庭、配偶和社团组织的人更长寿，这是一条反复被证实的规律。

（李春波）

○ 摘编自《大众医学》2005 年第 3 期

—— 专家简介 ——

李春波

李春波，主任医师，教授，上海市精神卫生中心副院长。上海市医学会行为医学专科分会主任委员，中国心理卫生协会心身医学专业委员会副主任委员，上海市医学会临床流行病学与循证医学专科分会副主任委员。

从事精神障碍患者大脑可塑性的基础与临床转化研究和循证精神医学研究等。

六、让我们拥有"成功老龄"

我国是世界人口最多的国家，也是老年人口最多的国家，约占世界老年人口的 1/5。近十年来，老年人口比例不断上升。

老年人口的相对和绝对增多，带来了一系列社会、医疗、健康照料等问题，对老年医学、神经学、心理学、社会学、行为医学等也提出了严峻的挑战。过去，老年医学领域的研究者们一直对疾病、残疾、死亡倾注了大量的研究热情，并未注意到正常老年人群还可进一步划分成功老龄与常态老龄，从而忽视了对成功老龄群体的研究。

何为成功老龄

所谓成功老龄，简单地说，就是指那些与增龄相关的功能状况没有改变或改变很少的老年人群。这部分人尽管年事已高，但记忆力、判断力、理解力等诸多方面保持得好，有着良好的心态，躯体没有重大的疾患和残疾。常态老龄，则是指有与增龄相关的改变但未达到病理变化或残疾程度的老年人群，或介于病态老龄与成功老龄之间的"正常人群"。成功老龄与许多名词意义相近，如健康老年化、积极老年化等。

成功老龄应包括三个方面的内容：①发生疾病和疾病相关残疾的机会少。不仅无疾病或残疾，也包括无疾病的风险因素。②与老年前期相比，仍保持较高水平的智能和躯体功能。③对生活的积极参与，包括人际交往（与他人接触、交往、信息交换、情感支持、直接帮助等）和具有生产力的活动（如有偿或者无偿工作、志愿者活动等）。

怎样才算成功老龄

澳大利亚成功老龄研究者认为成功老龄包括：①生活在社区的老人；②良好的自我健康评价；③无日常生活能力残疾；④简易智能状态检查 28～30 分（一种简短的智力测验，简称 MMSE，满分为 30 分）。

近年来，上海的老年精神医学专家张明园教授、吴文源教授等也开展了系列较大规模的成功老龄研究。他们结合我国的文化背景，从日常生活能力、认知功能、心理状况自评和躯体残疾情况共 4 个方面对成功老龄进行了定义。据此，上海社区成功老龄占社区全部老龄人口的比例为：75～79 岁为 1/3，80～84 岁为 1/5，85 岁以上者近 1/10。

怎样才能拥有成功老龄

成功老龄的决定因素涉及方方面面。国内外的研究证实：个体的生理特点、生活方式、经济因素、生态环境、社会环境、得到的医疗保健服务等因素相互交织在一起，对不同的个体发挥着不同的作用。

结合我们多年来研究和国外同类研究结论，提出实现成功老龄的 10 条建议。

（1）不吸烟。如果您吸烟，现在停止还不算晚！

（2）如果您有饮酒的习惯，那么一定要适量地饮酒（黄酒或葡萄酒最佳）。适量的饮酒可以降低心脏病发生的概率，过量饮酒则导致残疾和折寿。

（3）使身体处在经常性的活动状态。找到自己喜欢的活动并且有规律地去做。锻炼身体有助于增强记忆力，减少心脏病、抑郁症、癌症等疾病的发生。

（4）膳食平衡。限制脂肪的摄入，每天最好能吃多种蔬菜和水果。

（5）避免肥胖。明显的超重与心脏病、糖尿病等多种疾病有关。

（6）保护听力和视力。许多日常活动需要较好的听力和视力，使您在与他人交往中能保持良好的关系。

（7）得到良好的医疗保健和预防服务，它有助于您避免多种疾病的发生。

（8）保持一个活跃的社交网络和紧密的人际关系，它有益于您的健康和晚年生活的丰富多彩。

（9）积极参加在专业领域、社区和其他方面的活动。人到老年，自我感觉的评价与健康结局呈正相关，即自我感觉评价越好，健康结局越佳。

（10）经济方面的保障感。经济保障可以满足您的物质要求，增加成功老龄的可能性。

（李春波）

○ 摘编自《大众医学》2004 年第 10 期

七、揭开强迫症的神秘面纱

手机上出现未读标志一定要立刻点开;摆放东西非常讲究位置,总是要放得整整齐齐;吃饭时碗里必须要一粒米不剩;破损的钱要立即花掉……以上这些表现究竟是不是强迫症,强迫症到底又是怎样的呢? 下面就让我们揭开强迫症的神秘面纱。

强迫症是一种以强迫观念和强迫行为为主要特征的神经症性障碍。强迫观念是反复出现的持久的想法、冲动或画面,这些观念往往是闯入性的,常能引起我们的焦虑。强迫行为是反复出现的动作(如强迫洗手、排序、检查)或思维化的强迫行为(如祈祷、计数、默念等),人们常感到不得不去执行强迫行为以减轻强迫观念带来的焦虑。

有流行病学调查显示,强迫症患病率约为 2.5%,在我们生活中并不罕见。发病年龄范围从青春期早期到成年早期,男性(一般发生在 13～15 岁)较女性(一般发生在 20～24 岁)发病更早。

强迫症的发展通常是循序渐进的,但也有急性发病的报道。许多患者在寻求治疗前已经患病好多年。强迫症患者通常会与一般功能损害有关,比如工作中断或婚姻关系破裂。

抑郁、焦虑、恐惧、回避、过分担心往往与强迫症伴随发生。有研究表明,在强迫症患者中,单纯恐惧症的终身发病率约为 30%,社交恐惧症为 20%,惊恐障碍为 15%。约有 30%的强迫症患者符合大部分抑郁症的标准,约 40%的患者患有睡眠障碍。大约 10%的女性强迫症患者有神经性厌食症的病史,同时超过 33%的贪食症者有强迫症患病史。多发性抽动症和运动性抽搐似乎也与强迫症有关。

有时会发现强迫症很难界定,如强迫症和"细致严谨"容易混淆。"细致严谨"无疑是一种优秀的品质,但我们说凡事都要有个"度",只要这种"细致严谨"把控在一定范围内,那它便是我们成功的法宝,但如果超过了这个"度",事事苛求,力求完美,以致影响正常工作、生活,那就要引起我们的注意了,必要时找精神科医生咨询治疗。

患上强迫症不等同于被判"无期徒刑",只要对症下药,积极配合治疗,强迫症患者便能把自己的功能维持在正常状态，继续工作和生活。

（张海音　范　青）

○ 摘编自《新民晚报》2016 年 2 月 15 日

——　专家简介　——

张海音　范　青

张海音，主任医师，上海市精神卫生中心临床心理科主任，上海市心理咨询和治疗中心主任，上海交通大学心理学硕士研究生导师。中国心理卫生协会心理咨询与心理治疗专业委员会副主任委员、心理危机干预专业委员会副主任委员，中国心理学会首批注册督导师，上海市心理卫生学会理事长。

范青，副主任医师，上海交通大学心理学硕士研究生导师，上海市精神卫生中心康复科副主任医师。中华医学会心身医学分会青年委员，上海市医学会精神医学专科分会青年委员会秘书，上海市医学会行为医学专科分会委员。

长期从事强迫症、焦虑障碍、进食障碍、抑郁症等临床和研究。

八、不容忽视的抑郁症

据推算，全球范围内，有超过 5 亿人正在遭受抑郁症的折磨。预计到 2020 年，在中国，抑郁症可能仅次于心脑血管病等，成为影响人们健康的第三大疾患。有人说，抑郁是一种社会疾病，生存竞争压力、收入差距等导致心理不平衡的因素，都可能成为导致抑郁症的原因。抑郁症涉及的是心理健康问题。随着经济社会的发展，如何正确看待这种疾病，如何保持心理健康，已经越来越受到公众的关注。

其实，悲伤、忧郁、感伤等负面情绪，本身就是人们拥有的深刻、难以释怀的情愫之一。许多中外伟大的文学作品具有悲剧色彩，例如《红楼梦》《悲惨世界》等，在阅读这些悲剧色彩浓烈的作品后，读者往往会对小说中人物的苦痛和故事的悲剧结局印象深刻、难以释怀。当人们在亲身经历亲人亡故、爱人离弃、身患重病等生活苦难后，郁郁寡欢甚至悲痛欲绝的悲伤情绪更是常常令人难以摆脱，有的人甚至长期深陷其中，苦不堪言。可见，抑郁是人们丰富情感体验中最深刻、最难以忘却的负性情绪，也是在经历了不愉快事件、体验到丧失感后经常出现的一种情绪。通常认为，如果个体情绪忧伤低落、缺乏兴趣和愉快感，影响到睡眠、身体健康感、思维能力、日常生活和工作能力，甚至经常出现悲观消极的念头，持续超过 2 周以上，就有可能为抑郁症。

不少人认为，竞争压力大、生活境遇存在落差等社会因素，是造成抑郁的主要原因。确实，抑郁症研究发现，在抑郁症发病前数月，经历不良生活事件者为正常人的 6 倍，其中就包括长期存在的不良生活环境，如婚姻不幸、失业、没有人可以倾吐心声等，这些问题某种程度上具有社会性。但是，应该注意到，遇到这些问题，并不是所有人都无法从抑郁忧伤的情绪中摆脱出来，仍然有许多人没有患上抑郁症。心理学认为，抑郁症患者在患病之前，有可能在早期不愉快的生活经历中形成一些具有高度概括性的习惯性思维，比如"如果我做得不够优秀，就什么都不是"等。这种潜意识往往是不为患者所意识的思维定势，却会使人们在遇到不良生活事件的时候更容易受到挫折，更可能表现出抑郁的症状。

心理治疗能够使患者从抑郁情绪中走出来，帮助其避免长期陷入无助、孤立的悲伤之中。常用的心理治疗方法包括精神动力治疗、认知治疗、人际关系治疗、支持性心理治疗等。因此，当自我意识到情绪低落的时候，应该尽量将现状告诉能帮助自己的家人或朋友，取得他们的理解和支持。即使有时候得不到足够的理解，也不要过于失望，可以寻找专业医生帮助。但是在这个问题上，有人往往会走极端，认为通过心理治疗就可以帮助解决抑郁症的所有问题，甚至拒绝采取其他疗法，比如服药。这对病症的缓解是有害无益的。

现代医学已经证实，抑郁症确实存在着包括神经内分泌系统、神经递质功能、大脑皮质与神经突触异常等生物学改变。通过功能磁共振成像研究可以发现，抑郁症患者存在大脑中许多区域，包括前额叶、基底节、颞叶和边缘系统局部葡萄糖代谢下降的现象，而这些区域与人的信息处理能力、情感处理能力、动机行为能力、睡眠质量等有密切关系。医学还发现，抑郁症患者存在大脑中 5-羟色胺、去甲肾上腺素神经传递功能受损的现象，而且许多抑郁症患者的下丘脑-垂体-肾上腺轴的皮质醇调控通路发生异常。抑郁症患者也容易出现免疫功能紊乱，发生免疫相关疾病。这些都说明，抑郁症也是一种会带来生理功能变异的疾病，抑郁症通过药物治疗的有效率可以达到 60% 以上，也就是说，对于严重影响心理健康的抑郁症，也可以通过药物治疗达到治愈。

抑郁症的病因非常复杂，不仅包括带来不良应激的家庭、社会环境和个体成长经历，也与大脑和身体各系统的功能紊乱有关。它不只是一种心病，更是一种导致患者内心痛苦、影响社会适应能力，甚至可能导致自杀等极端行为的疾病。对于这种既有心理社会因素，又有生物学因素的疾病来说，人们应予以全面和正确的认识，不能顾此失彼，也不能以偏概全。

（张　旭）

○ 摘编自《解放日报》2007 年 6 月 18 日

── 专家简介 ──

张　旭

张旭，同济大学附属同济医院精神医学科副主任医师。上海市医学会行为医学专科分会委员，中华医学会精神病学分会民族心理与精神医学学组委员。

擅长抑郁、双相情感及焦虑失眠、老年期精神障碍个性化治疗等。

九、"心病"不仅仅"心药"医

人们常说,心病还需心药医。所谓"心病",是指一切与心理有关的问题,"心药"则是指心理治疗。近年来,随着心理卫生知识宣传普及,大众对于心理疾病逐步有了比较正确的认识,"心病还需心药医"——心理治疗悄然兴起。然而,又有不少人走入另一认识误区,对医学模式有"矫枉过正"之嫌,过分强调"心药"功效。

什么是"心病"

"心病"从专业角度可以理解为精神卫生问题,大致可以分为一般心理问题、轻性精神障碍和重性精神障碍三类。一般心理问题主要是指受不良刺激引起的心理异常现象,是心理活动中的轻度创伤。例如,遇到挫折后意志消沉,考试前的过分焦虑、紧张,经济困难、住房紧张引发短暂的情绪不好等。心理问题往往只是暂时的,是正常心理活动中的局部异常状态。在特定情况下,每一个正常人都可能产生不同程度的心理问题,但其社会角色功能完好无损,往往不需要专业治疗。轻性精神障碍和重性精神障碍属于精神医学范畴,需要经过专业医生诊断和治疗。

小周于 2 年前因为不能适应工作环境逐渐出现心理异常,医生诊断为"抑郁症"并建议服抗抑郁药物治疗。但是,小周及父母认为病情不太严重,没有服药必要,以及担心药物不良反应,只是多方寻求心理治疗,因久不见效来笔者门诊咨询。在尽力解释、沟通服药必要性后,患者勉强同意尝试药物治疗,同时接受心理治疗,结果一个月后小周病情明显好转。由此可见,"心药"并非万能。心理治疗的选择以及介入时机需要专业医生做出科学判断,千万不能一概而论,否则"心药"可能贻误"心病"。

药物治疗"心病"的科学性

迄今为止，多数心理疾病的发生被认为与脑内某些化学物质（神经递质）失衡有关。以抑郁症为例，疾病发生与人体内 5-羟色胺、去甲肾上腺素、多巴胺等一些化学物质不足有关。随着疾病发展，在这些化学改变基础上抑郁症患者的大脑形态结构和功能也出现相应的变化。如果患者没有尽早接受有效治疗，脑内这些改变愈来愈明显，后续治疗效果就会不佳。抗抑郁药物治疗（化学疗法）和电休克治疗（物理疗法）的作用就是纠正和维持抑郁症患者大脑内这些化学物质的平衡，阻止神经细胞死亡或促进新的神经细胞生成，长时间药物治疗可以帮助恢复大脑的形态结构和功能，而心理治疗往往不能发挥如此作用。

俗话说，是药三分毒，没有不良反应的药是没有的，就像每种药物说明书上都列举了很多可能的不良反应，但这并不表明这些不良反应都会出现，在一个人身上也不可能出现那么多的不良反应。自 20 世纪末新型精神药物在临床上逐渐广为应用以来，只有很少部分患者难以耐受药物不良反应。即使出现了某些不良反应，大都有对应解决的办法，而且有多种药物可供选择。如果做到在医生指导下定期体检，在服药后出现不适感时都及时咨询，医生会根据具体状况做出判断和相应处理，精神药物的不良反应能够被及时发现和有效避免。虽然精神药物可能存在或多或少的不良反应，但是与疾病复发所导致的心身痛苦、自杀/冲动危险，学习/工作/家庭功能丧失等相比，从权衡精神药物的效益与风险角度出发，服药也是非常必要的。

如何规范治疗"心病"

一般心理问题可以自愈，或者在短期心理咨询、心理治疗后缓解。然而，大多数精神障碍属于慢性疾病，如同高血压、糖尿病等躯体疾病，需要长期、规范的治疗。

首先，治疗方案必须考虑个性化和综合干预。由于引起心理问题的原因或心理疾病的病因非常复杂，因人而异，治疗不能模式化和简单化。以抑郁症为例，这种疾病可以笼统地分为内源性抑郁和心因性抑郁，前者主要由生物学病因所致，后者可能与心理、社会因素密切相关，而且根据病情严重性又可以划分为轻度、中度和重度，不同患者对药物治疗和心理治疗的选择必须有所侧重，并且在病情不同阶段可能有所变化。

其次，心理疾病治疗必须考虑长期性和预防复发。不同于炎症性疾病，心理疾病和心脑血管疾病一样被归类于慢性疾病，容易反复发作或波动，需要长期治疗。抗抑郁药物维持治疗一年期间仅 1/4 患者可能复发，而停药患者一年内复发率接近 50％。如果药物治疗与心理治疗有效结合，那么抑郁症的复发率还会更低。

（汪作为）

○ 摘编自《新民晚报》2012 年 7 月 9 日

── 专家简介 ──

汪作为

　　汪作为，上海市虹口区精神卫生中心副主任医师，副教授。上海市医学重点专科（心境障碍科）学科带头人，中国医师协会精神科医师分会双相工作委员会和青年委员会委员，中国神经科学学会精神病学基础与临床分会青年委员，上海市医学会精神医学专科分会副主任委员。

　　擅长抑郁症、焦虑症、双相障碍等疾病的诊断、治疗与康复。

十、绝经后的"性"福延续

绝经是妇女一生中重要的转折。绝经后，由于体内性激素水平的下降以及年龄的逐渐增长，机体会发生变化。如生殖道开始萎缩，毛发稀疏，皮肤变薄，阴唇变得平坦，阴道变得短小、狭窄等。阴道黏膜皱襞消失，变得苍白，弹性下降，白带稀少。在这个过程中，妇女的性反应也出现许多变化。在性兴奋期，阴道润滑反应变慢，分泌物减少。老年妇女性生活中的一个常见障碍就是阴道干涩。她们不能容忍机械性的摩擦，并伴有疼痛，或性生活后阴道有点滴出血。患老年性阴道炎的妇女，性生活后则表现为阴道充血、水肿、灼痛，有时性生活后还殃及泌尿道，排尿总有灼烧感。

但是，这些变化不会改变人类对性的需求。绝经并不意味着性生活的终结，月经的终止只是生育能力终止的信号，性兴趣和性功能仍保留着。随着人类营养和体质的提高，50～60 岁，甚至 70 岁的老年妇女具有性生活能力的比例也较高，男性则更高。绝经后由于某些生理变化可能使性生活与以前相比有很大改变。首先是自己感觉虽有性欲，但不如原先热情；其次是有时甚至需要某些人为措施才能使性生活善始善终。其实，这是一个正常的性生理现象。绝经后，性激素水平下降，性欲自然会有所下降，如果对此缺乏认识，则会加重精神与心理负担，越发影响性欲。那么，绝经期妇女遇到性功能和性生活方面的问题怎么办呢？

（1）每次性生活前进行充分的性诱导。适当延长前嬉的时间，使阴道尽可能润滑，有效地激发性欲后，再行房事。

（2）可以尝试使用一些润滑剂，不仅可以减少性交时的疼痛或不适，避免因干燥而导致性交时阴道组织撕裂伤，而且有助于提高性欲和性交质量，达到夫妻关系的和谐。

（3）保持一定的性交频度。同年龄的老人，坚持定期性生活者，阴道扩张及润滑能力均优于长期避免性生活者。性功能与身体的其他功能一样，具有"失用性萎缩"的特点。绝经后，妇女不要因为性欲减退而减少或停止性交，这样只会进一步促使性欲减退和性交困难，可保持 7～15 天有一次房事。

（4）遵医嘱短期或间歇性地使用小剂量雌激素。

（5）积极治疗尿道及阴道感染。绝经后女性容易发生尿道及阴道感染，如出现尿频、尿痛、下腹坠痛不适或阴道分泌物增加、外阴瘙痒，均提示感染可能。此时应及时到医院进行有效治疗。平时应多饮水，性交后立即小便或清洗。

（陆　峥）

○ 摘编自《性心理咨询》2002 年

—— 专家简介 ——

陆　峥

　　陆峥，同济大学附属同济医院主任医师，博士研究生导师。曾任中国性学会性医学分会常委兼性心理学组副组长，中国心理卫生协会性心理健康专业委员会主任委员。

十一、丈夫出轨后她产生"性厌恶"

外遇之后，他浪子回头，回到妻子身边。在他们恢复同居的第一个晚上，他习惯性地躺在她的左边，她突然特别想知道，他和那个女人在一起也是这样吗？她无法控制自己的想象，整夜无法入睡。只要一想到丈夫也和另一个女人亲密过，她就恶心，屡屡拒绝丈夫伸过来的手臂。其实，她知道这种不洁感更多是心理上的。丈夫早晚洗澡，出轨后及时拿出了他的健康检验报告。然而，她依然和丈夫不再拥有和谐的性生活。心理的排斥和反感影响到身体的紧张，两人美好的性生活从此一去不复返了。

关于外遇的那些细节，你真的需要了解吗

很多配偶要求过失方曝光出轨细节，这只有两种结果：一是夫妇俩真正了解了全过程后，不再为那些无边无际的猜测所折磨，可以开始认真思考整件事情。但还有另一种可能，就是我们可能永远不会忘记那些被描述过的场景。对那些所谓"细节"的过分关注，往往使我们忽视真正的细节：什么才是婚姻出现问题的关键？你真正需要了解的也许是他为什么将对方引为红颜知己？为什么他感觉不到你的关爱？他在和你的婚姻中承受了哪些压力？你可能认为坦白"细节"是为了争取对方的信任，其实还有比这更好的方式，就是用行动坚守承诺。

应当如何应对外遇造成的心灵创伤

（1）"性厌恶"需要心身同治。外遇发生带来的"性厌恶"，首先表现为持续或反复地对与性伴侣的生殖器官接触感到极度不适，再有就是回避对方的一切。具体表现为对配偶有厌恶之心，不愿接触，亦可表现为对性生活本身厌恶。男女

均可发生，但以女性为多。

"性厌恶"的反应强度具有较大的个体差异。"性厌恶"严重时，会引起恐惧、焦虑，甚至抑郁，以致不能正常发挥性的功能或只能尽最大努力来忍耐性活动带来的痛苦。女性患者往往伴有真正的恐怖感，出现惊恐发作的躯体症状，如心悸、呼吸困难、周身大汗、腹泻，有逃跑冲动，总觉得大难临头，甚至因伴侣轻柔的爱抚而产生强烈恶心和呕吐。

"性厌恶"需要心身同治，需进行心理、行为及生理的综合治疗。比如，在心理医生的帮助下，让丈夫坦白外遇的真相，通过双方的交谈、沟通建立起安全感。再经过生理上的系统脱敏训练、性感集中训练来克服性厌恶障碍。

（2）可以要求对方的帮助。两个人在外遇之后的性生活中，不要过于急着完成一场愧疚或是索取的仪式。妻子要让丈夫明白，女人的性唤起更多地受着情感支配，需要在两个人之间营造一种亲密无间的气氛，让妻子从心理上完全接受他。这需要丈夫的温柔、耐心。两人可以一起看一场爱情电影，可以一起回忆恋爱时光，可以听听共同喜欢的音乐等。

特别提醒

任何婚姻都不是一帆风顺的，外遇就是对两个人婚姻巨大的考验。一方出现外遇，对另一方的伤害是非常严重的，即便是两人重归于好，也难免出现裂痕，比如"性厌恶"就是外遇的后遗症。

（陆　峥）

○ 摘编自"新浪网"2009 年 8 月 18 日

十二、老年人的性心理和性适应

　　一般认为，人到老年，无生育能力，也无性活动的需要。事实并非如此。老年人应了解有关老年期的性功能和性心理知识，这对拥有健康而和谐的性生活和提高生活质量有重要的意义。

　　随着年龄增长，性器官组织老化，性生理功能与性激素分泌均有下降，从而导致男性阴茎勃起不足或时间延长，不能射精或射精延迟等；女性生殖器官开始萎缩（阴唇变得平坦，阴道短小、狭窄，皱襞消失，弹性下降等）。这些生理上的改变都不同程度影响老年人的性功能。

　　从心理学观点来看，受传统文化观念、世俗偏见和老年人心理改变的影响，不少老年人错误地认为老年人要求性生活是不道德的，致使许多老年人一旦有性要求就会出现内疚感，而尽量地压抑正常的性活动。少数老年人认为应保精护肾，尽量减少性生活，或忍精不射，达到节欲养精的目的。这种观念使许多老年人对性活动产生了迷惑和犹豫，并引起焦虑、抑郁、紧张、猜疑或嫉妒等心理障碍。

　　适度、不间断、规律的性活动，使老年人生理功能和心理健康处于最佳状态，延缓衰老过程，从而提高老年人的生活质量。

　　（1）树立正确的性观念：老年人应克服传统文化、封建意识和社会舆论对性观念的偏见。应正确认识和对待生理性性功能变化，把性活动当作有利于身体健康的一种正常生理需要来看待。

　　（2）顺其自然：老年人对自己的现状要有客观而充分的认识，正确地对待性能力下降的事实，不一定以性生活的次数及质量作为判断性满足的唯一标准，只要双方都感到满意就可以了。

　　（3）多方式性满足：性交（性器官的直接接触）不是性满足的唯一方式，也可通过夫妻间的拥抱、接吻、抚摸、调情、相互倾诉等来达到性的满足。

　　（4）保持身心健康：性功能与人的情绪状态密切相关。老年人应注意情绪的自我调节，善于消除忧虑，排除烦恼。保持乐观情绪，使自己经常处于一个良好的精神状态，克服妨碍性生活的紧张、恐惧、抑郁、焦虑等心理状态。另外，经常参加文体活动，增强体质，戒除不良生活习惯（吸烟、嗜酒等）。这都是保持良好性功能的重要条件。

（5）保持性生活：有性压抑或独身而长期无性活动的老年人，可引起生殖器官"失用性萎缩"，妨碍以后性生活的恢复。

（6）慢性疾病老年人的性生活：老年人的心肺功能以及其他脏器功能有不同程度的衰退。对于患有慢性躯体疾病的老年人来说，应该根据疾病严重程度进行性活动，应避免剧烈的活动。当病情稳定或康复时，只要在身体能够承受的范围内，尽量减少体力上的过度消耗，采取多种方式来获得性满足。

（7）药物的应用：部分老年人由于过度追求性功能的完美，滥用性药。这种强行"逼"出来的性功能有害身体健康。药物是一种辅助治疗，必须在医生指导下选择应用。性欲亢进的老年人，应及时去医院诊治，找出原因。

（陆　峥）

○ 摘编自《老年医学与保健》2004 年 10 卷 4 期

十三、儿童手淫怎么办

有个妈妈带着孩子来到儿童保健门诊说："我孩子 4 岁了，总是摆弄自己的阴茎，当没事干的时候就更为严重。每次发现他这样做，我就狠狠批评他，当时他会停下来，可是过一会又无意识地摆弄了。我爱人每次发现他这样做都要大加斥责，甚至打他一顿，但仍没有效果。真不知道怎么办才好。"还有位家长诉说："我 5 岁的女儿，经常紧紧地抱着柱子把下腹部贴在上面一动不动，脸上泛起红晕，有人走过来也不知道。我每次发现都要训斥她一顿，当时她总是哭着说再也不敢了，可不久就又开始这样做了，我很担心，这样下去会不会越来越严重呢？"

家长往往对孩子性方面的问题比别的问题更敏感。其实，这些都是用不着大惊小怪的事情，大部分成年人在儿童期都有过手淫，它对身体也无大伤害，不必大加训斥。有学者观察发现，儿童往往自觉或不自觉地反复手淫，从父母表情、态度中，儿童往往知道这种行为不被允许，因而时常偷偷进行。

单纯地摆弄生殖器，不能算是手淫，但要纠正这种不良习惯需要耐心，要经较长时间才能做到，要孩子一下子就改掉，是不切实际的。可以提醒他"那是不能玩的""不要用手去摸"，同时轻轻地把孩子的手拿开，要不厌其烦地长期坚持纠正。

女孩的手淫大都是一次偶然的机会中有了快感以后才开始的。也就是说，孩子本人并不清楚这种行为的意义，因而每当受到训斥后，她只感到大概做了什么坏事，其实她并不理解。由于这种行为让她产生快感，所以本人想改也难，因而家长纠正起来比较困难。

对于孩子玩弄生殖器，父母应指出对自己的生殖器要爱护，而且手上有细菌，不卫生。但不要让孩子对性器官有肮脏、不干净的印象，也不要对孩子的行为严厉斥责、大惊小怪，给孩子造成诡异、罪恶的感觉。

要让孩子的两只手都用来干别的事情，让孩子热衷于某个游戏。例如孩子在跑和跳时，就没有工夫手淫；让孩子对绘画感兴趣也是一个好办法；还可以给孩子找个小朋友做伴一起玩耍，以尽量减少他一个人闲着无事的时间。总之，要让孩子的注意力被周围的事物吸引过去，这样对生殖器的关心自然就淡漠了。

对待手淫的态度和处理方式对于儿童心理上所产生的影响，远远大于手淫本身所带来的影响。态度正确，处理方式得当，可使儿童性心理健康地发展。一旦失之偏颇，如家长和社会对此行为的唯一处理就是禁止，这种无意识的性本能自发要求与社会意识制约之间产生的矛盾，将成为持久而强烈的心理冲突的根源。如果这种矛盾心理得不到正确疏导，将造成各种心理障碍。

（陆　峥）

○ 摘编自《性心理咨询》2002 年

十四、如何进行婴幼儿性教育

　　婴幼儿的性教育，首先也是最重要的一点是：在婴儿出生以后，按其性别——男婴或者女婴来加以养育。性别的分化，对于婴儿来说虽然只具有生物学意义，但是，按照男孩子的行为规范来养育还是按照女孩子的行为规范来养育，这就具有确定的社会学意义了。有的家长受重男轻女的思想影响，生了女孩以后把她当成男孩来抚养；有的家长喜欢女孩子，生了男孩子却把他当成女孩子来抚养，这都是不正确的性教育。另外，婴儿的取名，婴儿的玩具、衣着，对婴儿的谈话（不管婴儿是否能听懂），对婴儿的行为要求，其内容都包含着特定性别差异的性教育。这种潜移默化的作用可以使婴儿逐渐熟悉自己的性别角色。

　　婴幼儿的性好奇是性认知的一部分。传统的性观念是封闭、压抑、神秘的。一旦婴幼儿出现玩弄外部性器官，以满足性好奇时，父母就会怒气冲天地加以制止。当孩子提出男女外部生殖器官为什么不一样、小孩从哪里生出来等有关性的问题时，父母不但不予讲解，还会加以训斥，这对儿童早期形成正常性心理有很大的危害，无疑会使孩子从小形成"性器官是龌龊的""性活动是丑恶的"概念。扭曲的性心理、性压抑、性恐惧一旦形成，对人的一生都可造成不良影响。女子的性冷淡、性欲低下等性功能障碍，男子的勃起功能障碍、性恐惧、早泄等性功能障碍，大多与幼童时的性经历密切相关。孩子的性好奇不可指责，父母应创造更多的机会，扩大和加深孩童的性知识。应简洁、科学地叙述两性吸引的道理，如实解答生育之谜。而对孩子的性提问，既不可掩饰敷衍或蒙骗，更不可斥责。如果对孩子的性好奇加以严厉斥责，则会促使孩子从别处满足好奇心。有不少孩子就是看了"黄色书刊"的性描写，接受了经过夸大、感官化的性教育之后，走上了犯罪道路。

　　对于生孩子的问题，也许难以解释清楚，所以不少人会在遇上这个问题时，敷衍了事，说"你是从石头里蹦出来的"，或说些"鹤鸟送子"的传说等。对此，可以用一些比方告诉孩子，说爸爸妈妈住在一起，于是就有个开始时看不见的"小不点"住在妈妈的肚子里，慢慢长大了，妈妈肚子住不下了，就从阴道里生出来了。

（陆　峥）

○ 摘编自《性心理咨询》2002 年

十五、他和他，她和她

　　同性恋是指以同性为对象的性爱倾向与行为，同性恋者则是以同性为性爱对象的个人。大部分研究认为，同性恋占人群中比例为 4％～7％，形成原因不明，可能是受先天遗传因素影响，比如在同卵双胞胎中，一方为同性恋，则另一方有 50％～57％也是同性恋，也有后天环境与经历的关系。

　　同性恋者的感情生活与异性恋相比，除了爱慕对象为同性之外，几乎没有任何差别。会经历暗恋、热恋或者失恋，会遇到追求者也有被追求者，会渴望爱与彼此的承诺。在调查中，同性恋有固定伴侣的人不如异性恋多，也不如异性恋长久，这可能与两个人群的观念和未来期待有关。异性恋人群更多关注的是今后的家庭与繁衍，因此彼此的容忍度更高。而同性恋者因非婚姻、非生育，纯粹以追寻爱情为目的，也更关心自身在亲密关系中的感受，且一部分同性恋者因为环境缘故对未来无法抱有希望。同性恋的性观念与异性恋存在很大差别，同性恋者的性行为无法具有生殖动机，只具有快感意义，因而被一部分人视为"荒唐"行为。但不可否认的是，性与生殖的分离却也是现代性观念的一个特征。

　　同性恋者的性别认同可以是同性也可以是异性，这与其在性关系中的主动被动无关。认为男同性恋者是"娘娘腔"只是社会的一种刻板印象，事实上男同性恋者完全可以是自我认同为男性，但在性行为中扮演被动接受的角色。女同性恋者也不乏自我认同为女性，但在性行为中扮演主动的角色。因而，不能人为地将异性恋的角色分工强加在同性恋者身上，同性恋者中性行为的主动与被动关系也并非固化，一个人的自我认同为同性或异性并不能表明他的性取向。

　　中西方的同性恋最大区别在结婚的问题上，中国同性恋者中已婚者的比例远大于国外。造成这一区别的主要原因是传统文化规范的压力，使得中国的同性恋者趋于拖延结婚时间但最终走向婚姻。但在婚姻观的问题上，所有同性恋者在与异性结婚这件事上都是不情愿的。从某一方面说，这种婚姻也会产生诸如"同妻"一类的社会现象，造成婚姻中两个人的悲剧。

　　对同性恋的评判包括法律、宗教、医学和社会四个层次。目前许多国家将同性恋去病化并赋予其合法性，将之归为正常且自然的一种生活方式。同性恋者对自身性倾向的价值观念分为三类，第一类认为自己有罪，第二类认为自己有病,第三类则认同自己的性取向并认为自己与常人无异。与前两类相比,第三类人群大多精神负担小,对生活满意度高。

自 20 世纪开始,公众对同性恋的态度逐渐发生转变,部分观点认为,这些行为只是获得快感的不同方式,不应受到歧视。另一些观点认为,这种无视生殖秩序、以快乐为性目的的"性反常"是越轨的和变态的。现当代先锋思想家的众多理论也从同性恋现象中做了延伸,带来了许多关于超越性别界限、建立新型人际关系和生活方式可能性的思考。至于同性恋的成因,有些研究者持弗洛伊德的观点,认为应当与异性恋放在同一水平进行更深入的研究与探讨。

(李银河　陆　峥)

○ 摘编自《同性恋亚文化》2009 年 11 月

—— 专家简介 ——

李银河

李银河,中国社会科学院社会学所研究员,教授,博士研究生导师。

1989 年开始做同性恋研究,1992 年与王小波一起出版发表了以男同性恋人群为主体的中国第一份同性恋群体调查报告《他们的世界》,填补了中国同性恋研究领域的空白。

十六、儿童厌食症的早期征兆识别及应对策略

儿童厌食症的早期危险征兆主要有以下几点。①健康儿童的日常评估显示体重不增或体重下降；②否认明显的消瘦或体重下降；③总是诉说"冷"或穿好几层衣服；④大多数时间手脚摸起来冰冷，皮肤颜色青紫；⑤掉头发增多（枕头上或梳子上的头发增多），头发显得稀疏而干燥；⑥脸上或身体上长胎毛（类似新生儿身上的软毛）；⑦哭的时候没有眼泪（因为脱水所致）；⑧皮肤发黄（因为吃超量的蔬菜或肝功能差）；⑨诉说头晕眼花；⑩虚弱；⑪限制摄入液体；⑫为他人准备食物，但自己不吃。

当父母发现了孩子有厌食症的早期征兆时，需要及时纠正，下面是一些有效的策略。

（1）保护孩子的自尊心。培养孩子的自主意识，让他意识到自己能控制生活的重要方面。帮助孩子意识到，他的个性发展是受到认同的；你需要给孩子提供一些机会，让他参与家庭的重要决策。

（2）对抑郁的孩子给予帮助。情绪抑郁的孩子更易罹患进食障碍，他们往往会通过暴食或饥饿的方法把自己从抑郁的情绪中转移开来，如果你发现孩子有一些消极的行为，建议你先教给孩子一些健康的情绪应对策略，如果上述方法不起效，建议寻求专业人员帮助。

（3）教给孩子健康的应对策略。教孩子如何以健康方式应对焦虑、恐惧、沮丧、抑郁。你应当鼓励孩子识别并理解自己的情绪，哪怕是沮丧的情绪，只有这样孩子才能在碰到困难时采取有效的措施，而不是通过进食来发泄情绪。

（4）观察完美主义、强迫的早期征兆。完美主义的人无论是对饮食、运动还是外貌都有近乎完美的追求，是进食障碍的高危人群。尽管我们无法改变人格特质，但可以鼓励孩子关注一些创造性的领域，如一些不关注外形的运动、艺术、戏剧。强迫人格的人往往给自己强加一些"规则"，如饮食和运动，他们会花大量的时间关注细节，担心犯错误。

（5）需要警惕和留意孩子的某些情绪和行为特征。如果孩子存在冲动控制困难、情绪化、过分沉溺娱乐活动，就需要警惕。拥有这些特质的孩子对自己的

行动缺乏思考，与其他孩子相比，当遭遇不愉快时更容易用食物解决问题。

（6）注意青春期体内激素的急剧变化导致的体形、情绪变化，身体脂肪的蓄积容易引起儿童、青少年的心理变化。孩子们会对自己的改变感到苦恼，家长要做好足够的准备来应对孩子的负性情绪，帮助他们意识到这些改变能给他们带来自豪和快乐。让孩子明白这是一个正常的改变，并且要以一种友好的方式告知孩子，你很高兴他所经历的这些改变。

（7）注意建立良好的亲子关系。要为孩子营造一种温暖、关注、共情、接纳的亲子关系。积极的亲子关系能够避免孩子遭受不良影响，提高孩子爱与被爱的能力。研究证实，父亲和孩子的关系在进食障碍的发生中起重要作用，和父亲关系亲密的女孩子较少有进食和体重方面的问题。

（8）允许孩子有一些隐私。

（9）不要偏离你作为父母的角色。父亲要摆正和女儿的关系，尽量不要在女儿面前开有关性的玩笑或讨论其他女人，尽量避免在孩子面前谈论私人的问题，以及让孩子觉得不舒服的身体接触。

（10）避免形成让孩子感到羞耻的场面。羞耻感由于孩子认为自己在某些方面不足而产生，当孩子犯错误时，你需要正确地引导、纠正，甚至采取一些惩罚措施，而不是羞辱孩子。

（11）当家庭中增添了新的孩子时，需要给大孩子更多的关爱。

（陈　珏）

○ 摘编自《心理与健康》2014 年 5 月

—— 专家简介 ——

陈　珏

陈珏，主任医师，上海市精神卫生中心临床心理科副主任。

长期从事情绪障碍（包括抑郁和焦虑障碍）、进食障碍等心理障碍的治疗与研究。擅长成人及青少年的抑郁障碍、焦虑障碍、进食障碍、睡眠障碍等心理障碍的诊治。

十七、"肥胖禁忌家庭"更易吃出问题

　　张女士的女儿莉莉 15 岁。最近,莉莉对减肥的兴趣让张女士很困惑。在交谈中,张女士提到了她的丈夫正在减肥,丈夫采用的是时下流行的"高蛋白饮食法",他期望把自己去年增加的 10 千克体重减掉。我问了一些问题,看看莉莉对父亲减肥行为的反应,从中找到了问题的答案。在过去一年里,丈夫曾大声抱怨自己讨厌的腰间赘肉,尽管是以自嘲的幽默方式,之后他节食了一段时间。就在丈夫要保持自己的减肥成果时,莉莉竟然魔法般地对食物失去了兴趣。

　　作为父母,大部分人都能意识到自己在孩子身上的巨大影响,可一到具体问题,往往会犯糊涂。有时我们的行为和态度是如此的根深蒂固,就好像它是自己的一部分,以至于很难看到这些对孩子的危害。对许多父母而言,节食和对食物的态度就好像是这些"盲点"。

　　关于食物、节食、体重的错误观念有如下这些:①节食是最有效的减肥的方法;②你做的运动越多,你就越健康,健身再多也没有害处;③甜食和零食都是不好的;④不用吃早餐;⑤所有人都专注于减肥以及保持苗条;⑥每一餐就是在吃饭的时间往嘴巴里随便放些什么东西;⑦无油的饮食总是最健康的;⑧肉和奶制品是脂类食物,应该杜绝;⑨如果只是玩玩,青少年用一些兴奋剂之类的物质也很正常。

　　生活中,父母如果认识到传递给孩子的信息是消极有害的,如何改变?

　　(1) 注意饮食态度和行为。"我观察到我母亲常年照镜子,并且问我和父亲觉不觉得她胖,觉不觉得她的裙子太紧,手臂太粗。"大多数女性对自己的自然体形很难满意,这些不满意却会对孩子产生消极的影响。不少孩子因为直系亲属的影响强化了节食行为。

　　(2) 避免对孩子体重、体形和尺寸的批评。因为青春期的到来,体形的改变会让孩子感到不自在，他们会对父母的评论变得更加敏感。

（3）不要监控或批评你的孩子进食。你的孩子在此阶段想要发展更多的独立性，希望能有自己的选择，包括对饮食的选择，如果你批评、监控或限制孩子选择食物，那么在进食问题上就会起冲突。

（4）不要鼓励你的孩子节食。给孩子制定一份特殊的食谱，要求孩子保持苗条，或利用买衣服、奖励金钱、运动等方式来督促体重正常的孩子减肥都是危险的行为。

有研究显示，对身体不满意和节食行为不仅仅发生在青少年，甚至在年龄更小的儿童中也发生。幼儿园的孩子就已经对自身和他人的肥胖有负性态度，小学三年级的孩子就熟谙节食。在一项调查中，三年级到六年级的孩子中有一半想减肥，超过 1/3 的人想保持苗条的身材。

帮助他们培养一个强有力的、正性的身体意象，你可以做的有以下几点：①告诉孩子尊重各种体形，并让他们知道体形主要由遗传决定；②为孩子讲解生理知识，可帮助他们消除在这一阶段出现的尴尬感、不安全感和喜怒无常感；③帮助你的孩子建立一种并不主要基于外表的自我价值。有一些父母做得很好，他们帮助孩子发展基于个人品质（如耐心、友善）和成就的自我概念，而不是基于外表。

（陈　珏）

○ 摘编自《心理与健康》2014 年 5 月

十八、网络心理咨询亦喜亦忧

上网时你如果稍加留心，就会发现最近国内很多网站上出现了网上心理咨询、心理治疗，甚至精神疾病的治疗也在网络中出现。

网络的发展的确给人们提供了一个全新的交流平台，医患之间的交流也不例外。据国外报道，越来越多的患者通过电子邮件与医生联系，这已经成为一种时尚的通信方式。国外有研究认为，这种交流方式可以加强医生和患者之间的良性互动。国内医生和患者一般很少用电子邮件或社交软件等网络方式联系，主要的联系方式仍停留在门诊随访及电话上。但大家普遍认为，随着网络的发展，这种状况可能会改变，尤其是随着网络视频技术的发展，直接的网络联系将越来越深入人心。

网络咨询的优势

心理治疗师不仅可以利用网上医学数据库、网络检索工具、医学门户网站、电子邮件等，同时还可以利用网络从事心理咨询。心理治疗师还可以利用社交软件或聊天软件与咨询者面谈。很多咨询者不必从很远的地方赶来，还可以避免面谈时可能出现的某些尴尬场面。但如同电话的地位从来没有被动摇过一样，传统的、面对面的心理咨询，仍将保持其牢固的地位。

现在有心理障碍、需要心理疏导的人越来越多，不论是精神科还是综合医院的心理门诊，常常应对着越来越多的患者。网络心理咨询是一个很好的补充。对于那些真正有能力的心理治疗师来说，网上心理咨询未尝不是一个很好的尝试，利用网络的普及化和自己的专业知识为一些有需求的人进行服务，应该说可能会带给某些人很大的帮助，同时对于心理治疗师本人来说也是一个积累经验的好方法。虽然网络心理咨询可能并不能解决根本问题，但是他们至少向人们提供了一个信息：有些问题需要用心理咨询的途径来解决。

网络咨询的缺点

网络心理咨询也有明显的缺点。首先，网络心理咨询往往只能见文，不见其人。大家都知道人和人的交流中，语言文字能提供的信息只是很有限的一部分，而其他交流如动作、表情、姿势传递的情感信息(即所谓肢体语言)有时比文字语言要丰富得多。

其次,每一个人表达感情的方法和能力也不同,尤其涉及心理体验和情感状态时,需要综合多方面的资料,光靠网络这个虚拟环境是远远不够的。

（苏　亮）

○ 摘编自《健康报》2005 年 9 月 26 日

—— 专家简介 ——

苏　亮

苏亮,复旦大学附属华山医院精神医学科副主任医师。

擅长心境障碍(抑郁症、躁狂症等)、焦虑症、精神分裂症、老年性痴呆(伴行为和精神症状)等精神疾病,及失眠、头痛、紧张、恐惧等常见心理障碍的治疗。

十九、不可忽视的"逛医行为"

李老太退休之后把许多时间花在了看病上，这些年她常常跑医院，各大知名医院差不多跑遍了。麻烦的是，李老太虽然光顾过许多医院、看过许多科，就是没有一家医院能够治好她的病，她心情也不好。更可气的是，有的医师竟然建议她去看精神科！李老太愈发紧张焦虑："我到底怎么了？人家逛商场，我却不断逛医院。"

逛医行为，是指病患为了同一疾病，在医治过程中，未经任何医务人员的转介，就向第二个或更多个医师寻求医疗服务的行为表现。

人们到医院看病的主要原因，是人感到不舒服或者身体有疾病，一般大病到大医院就诊，小病则到小医院看病。但有许多市民小病直奔大医院就诊，或同一时间为了同一种疾病反复到许多不同的医院寻找不同的医师就诊。这种行为被称为"逛医"。

那么，如何减少"逛医行为"呢？

（1）尊重专业。有些患者常有"不做任何仪器检查，也不用吃药，那我今天白来看医生"的想法。事实上，一些疾患，经过问诊及详细体格检查，医师从患者的病史中，很快就可以归纳出患者的疾病种类、相关性及重要性，可以省去不必要的仪器检查。既然来看门诊，就应当尊重医生的专业经验及建议。

（2）适度反馈。如果是复杂的疾病，很少有一次就可以确立诊断的；相反的，即使是感冒之类的小病，也会随着病程的进展而有症状上的变化。也就是说，不论是轻症或是重病，都需要依照门诊医师的建议按时服药、规则复诊，并向医师反馈上次门诊之后的变化。

（3）信任医师。如果门诊医师在仔细评估后，建议患者去心理科医师门诊，患者绝对不要因为不理解而不听建议。人的身心经常会互相影响，心理问题可引发躯体症状。如果看遍各科，身体的不舒服症状仍然找不出确切的原因与治疗方式，此时门诊医师建议去看心理科，也是为了帮助患者明确"是否心理因素造成身体不舒服"。

（介　勇　汪作为）

○ 摘编自《新民晚报》2014 年 1 月 6 日

—— 专家简介 ——

介　勇

介勇，上海市虹口区精神卫生中心副院长，心理治疗师，国家二级心理咨询师。

擅长精神科常见病、多发病的诊治，以及老年精神疾患、抑郁症及失眠障碍等的健康教育、诊治及康复。

CHAPTER TWO

问名医

应｜激｜行｜为

1. 什么是心理应激

生活中我们总在经历大大小小的事情，有些事情已经被我们反复经历，我们的大脑与身体已经形成一套习惯性方式来应对，我们似乎可以不加思考地反应，感觉不到压力，如起床、乘车去上班、完成日常工作任务等。有些事情则不是我们经常做的事，因而需要调用大脑与身体储能做出反应去应对，如家人生病就医、考试、结婚等。无论是哪种情形，都在影响我们的身体，不同的是，当我们感觉到它的存在，它就是心理应激。

心理应激也称为压力，是指一个人在某种环境刺激下，自身能力不足以应付客观环境要求而导致体内环境不平衡，出现紧张反应状态。心理应激也可提高人的警觉水平，帮助我们应付各种环境变化的挑战。适度的压力可以维持我们最好的水平，压力太小不好，但压力太大，长时间过度处于应激状态则会损害人的心身健康。

（程文红）

—— 专家简介 ——

程文红

程文红，主任医师，心理治疗师，上海交通大学心理学硕士研究生导师，上海市精神卫生中心儿少科副主任，上海交通大学附属第一人民医院医学心理科主任。

擅长儿童相关问题的诊断与治疗，尤其是心理治疗和家庭治疗。

2. 心理应激后会出现哪些反应

当我们面对压力，尤其是超出我们的经验与能力的压力时，容易出现一些心身反应，如紧张、担心、失眠、持续疲劳、乏力、食欲不振、烦躁不安、精神难以集中、记忆力减退、性功能下降、无名低热、心跳加快、血压增高、尿频尿急，以及由于肌肉紧张导致身体某部位或者多部位疼痛不适等。一般而言，这些反应都是正常的反应，此时接纳自己的反应，既不忽视也不过度紧张是很重要的。正确对待,放松心情,调整负性想法,了解自己的困难与需要解决的问题是什么,然后逐步去解决问题,必要时求助于家人、朋友或者专业人士。压力过去后,给自己一些时间放松调整,让自己心身得到恢复。如果未能有效处理压力源,这些反应会持续存在甚至加重,严重的可诱发头痛、胃溃疡、心肌梗死等问题,并导致内分泌、免疫功能和行为症状,这便是应激反应综合征了。

应激/压力会引起我们四个方面的心身变化或反应:①认知反应,即我们对这个压力是如何想的;②情绪反应,如恐惧、焦虑、愤怒、困惑、无助、麻木等;③行为反应,如变得退缩、不理人或者容易动怒、责备别人等;④生理反应,如心跳加速、呼吸变浅变快、头痛等不适。学会及时识别我们的反应,有助于我们寻找到应激源,并及时调整。

(程文红)

3. 压力事件为何会影响心理与身体的功能

我们可以视大脑为一个调节全身器官的中枢调节器。当我们感受到身体内外压力源如疼痛、看到恐怖场景等非常规刺激时,这些痛觉或者视觉刺激信息会沿相应神经传递到大脑,激活脑情绪、认知控制等中枢对这些信号进行分析,从而向下启动体内的内分泌和自主神经系统来处理这些过度负荷或者陌生的刺激,让人体生理积极反应,达到新的稳定平衡。

与压力调节最有关的两个系统涉及人体大多数器官活动,如内分泌系统包括脑垂体、甲状腺、甲状旁腺、肾上腺、卵巢、睾丸等,对人体生长、发育、生殖、代谢、运动、脏器功能、衰老等生命现象进行调节,以维持人体内环境的相对平衡和稳定。

自主神经系统包括交感神经系统与副交感神经系统,交感神经系统犹如"战斗机",可以激活身体各器官使之处于警觉状态,让人在应对压力时能迅速动用注意力和体力,使行为能力超常,做出平时可能做不到的事情,来应对压力。此时身体可以引发一系列生理变化如心跳加速、动脉收缩或扩张、瞳孔放大、支气管扩张、肝脏释放葡萄糖、骨骼肌力量增强、心理活动增多等。副交感神经系统犹如"缓解器",指挥全身器官调整到平时放松状态。

内分泌系统与自主神经系统影响全身大部分脏器系统,如心血管系统、呼吸系统与消化系统。如果压力过大,超出人体经验与能力范围,容易引起身体反应过度或不能恢复导致急性应激障碍,此时人体及时调整,仍可以恢复,但如果调节无能,或者压力持续存在而成为慢性压力,则容易导致慢性应激障碍,而引起精神和身体功能失调，产生精神和身体症状。

（程文红）

4. 压力事件一定产生不好的影响吗

　　同样的压力，每个人的心身反应不同。研究发现，个体心理生理对刺激的敏感性、智商及解决问题能力、个性积极或逃避、健康状况、既往获得经验及成功应对体验、社会支持等起了重要的预测作用。适度的压力，可以让我们的身体得到训练，让我们应对压力的心理能力得到提高，发展潜能，能更好地适应环境。由此我们可以看到，压力不是一件坏事，我们不需要"谈压力色变"，不需要逃离现实，而是要学习了解自己的潜能，了解自己的想法、情绪与行为，了解客观环境。一些研究发现，经历意外同样可以是一件有意义的事情，虽然带给我们痛苦，但也有不少人经历了一场意外后，如遭遇地震等灾难、被诊断为"不治之症"等，"意外地"发现了自己对于世界、家庭、生存的价值与意义，有了新的发现与认识，他们对自己的行为进行重新思考，并将自己的生活变得更美好。

　　经历应激后，改变的不仅仅是我们日复一日惯性生活行为的本身，而且研究发现，我们的生活经验可以改变大脑的功能。因此遭遇压力事件，我们可以将它变为积极因素，这种积极同样可以通过我们的感受而改变我们的大脑，让它的功能变得更具有协调性与韧性，从而保护身体与心理健康。从出生开始，大脑器官与身体其他器官一样，处于不断发展的状态，而且目前看来是终身的发展。平时注重生活、工作及学习中的压力管理，储备积极健康的心理身体功能，对我们碰到重大压力后积极反应、及时尽快调整恢复，或者避免持续慢性应激状态有非常重要而积极的作用。

（程文红）

5. 如何预防应激障碍

　　有人会说，遇到事情，睡一觉，忘了就好。其实不然，"睡一觉，忘记就行"的前提是压力已经去除。更多时候我们要学会识别压力，积极去处理。有的时候压力很明显，如遭遇一场车祸、失恋、考试失败、工作受挫等；而有时压力是隐性的，或者说是不必要的，很容易积累而慢慢身体与心理能量，损耗健康，如害怕别人不满而对工作、学习过于在意结果，这样日复一日，很容易引起身体慢性应激。

　　养成良好的生活习惯，包括健康营养进食、运动、规律生活起居、戒烟限酒、培养兴趣爱好等,能有效预防应激障碍。

许多研究已表明,良好的社会支持非常重要,与一切疾病的康复有关。社会支持指能感受到来自他人的关心,能够接受他人的帮助,并且可以关心与帮助他人,能感受到自己有一个支持性的人际关系网。因此,再忙也不能忽视或者牺牲与家人的亲情、与朋友的友情、与同事领导的关系。这些关系在我们的生活与工作中起了非常重要的作用,它可以给我们有形或无形的支持,帮助我们解决问题,使我们在困难时得到帮助与情感的满足。好的社会关系可以提供我们生存所需要的最重要的安全感与被爱的感觉,这对于抵抗并且顺利应对压力非常重要,否则容易在面对压力时因为自己的困难退缩或者不良行为而破坏人际关系,导致社交功能受损,加剧应激障碍。

对人生保持乐观豁达态度与价值观的人容易对抗压力,保持心态的稳定,不过分关注事物的消极方面,而要更多关注积极方面。

很多时候我们不擅于倾听,尤其遇到人际冲突,会很冲动地做出反应,令大家都不愉快。因此要学会听清楚别人在说什么、感受是什么、主要意图是什么,而不是冲动地做出反应。在正确理解别人的想法后,想一想解决方法有哪些,然后与对方协商哪种方法更好,这样的做法可以让双方都满意,从而缓解紧张,避免产生不良后果。

最后,了解心理与身体的需要,早期识别疾病信号,掌握有效管理时间的方法,避免追求完美的性格行为模式等,对应对应激事件都有裨益。

（程文红）

6. 如何管理应激性焦虑行为

当遇到压力而我们一时又不知道如何应对时,很容易出现紧张担心。人在情绪焦虑的时候很容易凡事往坏的地方想,导致做事说话容易出错、行事鲁莽、注意力不集中、想法悲观等,及时调整情绪可以减少产生新的压力。遇到压力,近期内暂时不要做太多的安排,或者暂缓一些不需要立即做的事情,以减少压力,给自己更多的时间放松情绪。一旦焦虑,我们的大脑容易将我们引向并放大不好的方面或者有可能出现坏结果的方面,使得我们的紧张感迅速翻倍升级,身体也容易出现不舒服的感受。因此,及时识别自己的情绪,看到被自己忽略的积极的事实,识别"危险"的真实性有多少,调整自己的看法与感受,让自己对压力的看法变得比较客观。还可以找自己信得过的人聊聊,听听别人的看法与建议,及时疏泄不良情绪，走出困境。可以采用一些自己喜欢的放松方式，从而减轻过度紧张担心的情绪，将注意力转移到引起压力、需要解决的事情上，采取积极有效的行动，做应该做的事，而不是回避压力。

（程文红）

7. 如何帮助孩子从应激事件中尽快康复

孩子往往从他们的视角理解发生了什么，年龄越小，越难从客观、他人角度理解问题，对问题的看法更多是从自我中心出发，很容易与自己发生联系，如"是我不乖造成的"等，因而容易产生自卑等情绪。创伤严重、未及时得到疏导，将会影响自信性格的形成。

一旦发生应激事件，要保护好孩子的安全，尽量安排孩子在熟悉的环境中，与熟悉的陪伴者及同伴进行熟悉的活动。如果是父母等主要照顾者经历了大的压力事件，很容易疏忽对孩子的日常照料，孩子容易产生恐惧不安感，此时可以安排值得信任的熟人帮忙打理孩子的日常生活。注意孩子的行为变化，年龄越小，行为变化越明显（如退缩、攻击、注意力不集中、好动等），情绪变化越不容易被识别。如果感觉孩子有明显行为变化，除了给予基本的限制之外，可以暂时比平时更宽容对待，倾听孩子说了什么，对眼前发生的事情有何想法，及时以孩子可以理解的方式进行引导与保证。照顾者多陪伴，允许孩子暂时"变小"的行为。与学校或者幼儿园老师联系，让老师知道孩子的困难，在学校多关心、了解孩子的困难，对孩子当前因为情绪困扰无法做到的任务暂时减免，并鼓励完成做得到的任务。通常，压力事件结束后，孩子会逐步恢复。

（程文红）

8. 看到网络直播自杀或自伤行为时怎么办

劳动节前夜，网上有名男子直播自杀过程。他在朋友圈持续放出欲自杀的照片，且不断更新进展，图像中有用于自杀的农药，以及身边两个惊慌失措的年幼的孩子。获救前，该男子刚喝下一口农药，幸亏朋友圈里有人及时报警送医，才免于悲剧的发生。事后，两个年幼的孩子也被暂寄在朋友家托管。

这个事件中，幸亏有热心朋友与警察的帮忙，才避免悲剧的发生。在发生紧急事件时，保护生命安全为第一原则，应及时发动社会各方资源，采取一切措施积极联络营救、提供帮助，确保安全是最重要的。

暴露在公众视线中的企图自杀者，可能患有抑郁症，可能遭遇家庭变故、工作不顺或人际矛盾，因为遭遇生活巨变而没有信心继续生活下去。暴露于公众视线的企图自杀者希望被别人看到，不知道该如何处理压力而陷入无助绝望、悲观愤怒的情绪，又心存一丝获助以摆脱困境的希望。此时，无论是线上还是线下的围观者应做到以下几点。

（1）与企图自杀者联系，尽可能获悉、识别详细地点，及时向当地警察报警。

（2）分工合作，动用能想到的一切资源积极营救。

（3）及时联系与企图自杀者关系密切的人，迅速想办法缓解冲突。

（4）冷静、不添乱、不慌张、不嘲讽起哄、不评判、不议论，只在网站上传递与求助或提供帮助有关的信息。

（5）网站/朋友圈管理员及时清除发布的负面信息，减少对企图自杀者的心理刺激。

（6）与企图自杀者始终保持对话，态度真诚温和，想办法让他多说话，说出事由，表达出情绪与困难，承诺帮助他解决困难。

（7）识别与减少周围的不利因素，减少对企图自杀者的不良刺激。

（8）一旦救助成功，及时停止对相关事件的更大范围传播与关注。

企图自杀者获救后应及时送往医院检查，家人应陪伴并寻求精神科医师进行精神疾病的排查与必要的诊治，帮助寻找到原因，及早发现隐藏的心理性格因素，并给予针对性的干预，预防今后再采用此类极端方式。现场的其他目击人员，也需要适当调整心态，必要时可接受相应的心理卫生干预。

（程文红）

9. 境遇改变对人们的心理有什么影响

现代中国社会正处在飞速发展和不断变迁之中，社会生活中充满着形形色色的竞争，这些势必会给人们带来各种各样境遇的改变，包括转岗、升迁、失业等。现代心理研究发现，许多压力的根源在于生活变化，生活变化已成为当今社会无法回避的一种现代应激源（即产生压力的不良刺激）。

　　境遇改变会影响我们的身体。当人们遭遇生活改变时，压力就会被唤起，人体会产生生理反应来适应外在改变。压力既可以激活身体的免疫系统，让人充满斗志地应对工作，生活中仍保持生理和心理健康；也可以压制身体的免疫反应，尤其是长期压力的影响下，已动员的体内各种资源被耗竭，便会对身体有害，出现疲乏、失眠、感冒、呕吐、头疼、肌肉疼痛等身体不适，长期压力甚至可以导致高血压、心脏病、消化性溃疡、糖尿病、哮喘、关节炎、肿瘤等心身疾病。

　　境遇改变也会影响到我们的心理。压力之下，人们会出现焦虑、恐惧、暴躁、抑郁、厌倦、空虚、迷茫、无望、罪恶感、羞愧感等心理反应（压力反应）。具有 A 型人格特质（表现为追求高效、完美主义、过分的抱负和雄心壮志、过分竞争与好胜、好挑战、分秒必争、急躁、易怒、有敌意等）的人容易产生不良的压力反应。B 型人格特质（自得其乐、轻松、悠闲、非攻击性）的人则比较放松，不易产生不良压力反应。个人的品质也可以减少不良压力反应，那些有韧性、自信、坚强的人更能抵御压力。

（陈　珏）

10.　境遇改变时如何进行心理调适

　　首先要处理情绪。境遇的改变会产生多种情绪反应，情绪是一种本能的保护，没有好与坏之分，它是一种能量，不宣泄出去而压抑在心理，则会对心理和身体造成不良影响。宣泄情绪的方法很多，因人而异，例如哭泣、倾诉、听音乐、书写、画画、唱歌、跳舞、按摩、运动（如跑步、搏击）、旅游、看恐怖片、饮食、自我放松（如瑜伽、松弛训练、坐禅）等等，每个人可以根据自己的特点发现并采取适合自己的宣泄方式，让自己的情绪得以宣泄。

　　其次是"尽人事，顺天意"。有改变现状的可能就设法去改变，倘若不可能改变现状，则采取"接受"的态度，而不是"忍受"，接受已经存在的，妥协不能控制的，平衡自己所想要的，并在接受过程当中寻找新的乐趣。

　　再次是采用应对压力的认知策略。这些认知策略包括培养乐观的思维方式和使用"认知重建"的技巧对应激源进行重新认知。一个人未必能掌控周边所发生的事（如境遇的改变），但能掌控对于这些事情的思维方式（正面或负面），从而改变自己的情绪以及行为。

　　最后是培养健康的人格品质。虽然 A 型人格有助于人们在工作和社会生活中获得成功，但是获得这些好处是要付出代价的，如产生更多的心身疾病。因此，预防不良压力反应需要不断平衡自己的多重需要，调整、改变 A 型行为模式，平时注重培养积极、乐观、有韧性、自信、坚强等品质。

（陈　珏）

11. 如何摆脱坏心情

我们有时候会感到烦躁不安，这很可能是压力过大导致的现象。压力既是一种刺激或消极的感受，也是一种人与环境的互动过程。适当的压力会使能力提升、自信心增强、情绪愉快。过大的压力则导致生理变化（紧张性头痛、胃部不适、血压升高、睡眠失调等）、行为变化（饮食失调、烟酒过量、坐立不安等）、思维变化（注意力难以集中、记忆力衰退、判断力减退等）和情绪变化（焦虑、抑郁、情绪低落、无助感等）。

如果你出现压力过大，教你几招调适方法：①识别多种多样的压力源（家庭和生活、自身发展、本职工作压力等），有的放矢地去消除和缓解，才能从根本上解除损害；②改变自身的弱点，同样的压力，有些人可以坦然面对，有些人却无法承受，往往在于个性上过分追求完美、过度服从、过分执着、承受力低、成就欲强；当然，缺乏人际支持、想法不切实际、忽略自己需要、感官刺激过度的人容易产生压力；③及时处理压力的负面反应，包括运用健康的生活方式、学会宣泄和倾诉、深度放松、娱乐与运动、营造积极心态等。

（柏涌海）

—— 专家简介 ——

柏涌海

柏涌海，海军军医大学附属长征医院医学心理科主任，硕士研究生导师。擅长家庭治疗、认知行为治疗，以及压力管理等。

抑｜郁｜和｜躁｜狂｜

12. 什么是双相障碍

　　情绪波动是生活中一种很正常的现象，尤其是碰到应激事件时。当情绪波动非常剧烈且持续时间很久，对工作生活造成了困扰时，可能就是一个生病的状态了。双相障碍就是一种情绪波动很剧烈的疾病，时高时低，像过山车一样。

　　双相障碍主要分为 3 种表现，即躁狂发作、轻躁狂发作、抑郁发作。其中，躁狂发作主要表现为情绪高涨，整个人很亢奋，或者像火药桶一样一点就着，容易生气，同时思维速度加快，自我感觉良好，特别喜欢跟人讲话，精力旺盛；但同时可能会有很多冲动、鲁莽行为，对工作生活会产生比较大的影响。轻躁狂顾名思义就是比躁狂程度轻的一个表现，也存在情绪高、思维联想快、言行较多、精力充沛、睡眠需要减少，自我感觉良好和自我评价过高等表现，但社会功能无明显损害。躁狂和轻躁狂就像到了过山车轨道不同高度的顶峰，而抑郁发作则完全相反，就像进入低谷，情绪低落、烦躁、对任何事提不起兴趣、高兴不起来、不想说话、乏力、失眠，有些可能有自杀念头。还有极少部分的人上述表现好像同时存在，整个人很难受，影响生活状态，这可能是一种混合状态的表现。

　　然而，并不是有上述表现就是抑郁或躁狂发作，还需要持续一定的时间，如躁狂需要持续 1 周，轻躁狂需要持续 4 天，而抑郁则需要持续 2 周，才可能诊断为双相障碍。

（吴丹萍　苑成梅）

—— 专家简介 ——

苑成梅

　　苑成梅，副主任医师，硕士研究生导师，上海市精神卫生中心临床一科副主任。中国医师协会精神科医师分会青年委员，上海市医学会行为医学专科分会委员。

　　主要学术研究领域为心境障碍的个别和团体心理治疗，擅长诊治各类情绪障碍，尤其是抑郁、焦虑、双相障碍及睡眠障碍。

13.　得了双相障碍一定要吃药吗

双相障碍是一种生理疾病，受遗传、体内生物化学机制的影响，目前认为双相障碍是体内情绪控制系统——5-羟色胺和去甲肾上腺素系统失衡的结果，当然心理、社会及环境因素也会影响情绪的波动，但是生理因素比重更大，药物治疗是双相障碍最基础的治疗方案。

双相障碍常用的药物治疗主要有心境稳定剂、新型抗精神病药、抗抑郁药、镇静催眠药4类。心境稳定剂主要包括碳酸锂，以及一些抗癫痫药物，如丙戊酸盐、卡马西平、拉莫三嗪等；新型抗精神病药包括喹硫平、奥氮平、阿立哌唑、利培酮、盐酸齐拉西酮等；在某些特定情况下可以短时间使用一些抗抑郁药或镇静催眠药。药物治疗包括急性期、巩固期和维持期用药，只有经过足量足疗程的治疗才能更好地预防复发。有研究发现，双相障碍第1年的复发率高达44%，如果能接受治疗且第1年没有复发，复发率可以下降到19%。一般急性期治疗需要6～8周时间；巩固期治疗时，抑郁发作需要4～6月，而躁狂或混合发作需要2～3月；而维持治疗时，如果有两次心境发作则需要维持吃药2～3年，而发作3次及以上则需要维持5年以上或长期治疗。一般药物不良反应会在2周内慢慢消失，服药过程中有任何不舒服，应当及时来医院与医生沟通，调整用药方案或采取其他方式解决。

（吴丹萍　苑成梅）

14.　双相障碍可以治愈吗

经过巩固期和维持期的足疗程治疗之后，双相障碍可以达到临床治愈，但双相障碍是一种很容易复发的疾病，一旦有任何复发的先兆，要及时采取措施，门诊随访、调整药量、尽早干预。概括来说，判定是否复发需要满足以下4点：①病情完全缓解后再次出现足够多的症状；②持续足够长的时间；③达到一定的严重程度；④排除其他原因所致。

双相障碍复发的危险因素包括疾病本身、医生和患者三方面，其中疾病方面因素有伴随症状、以往病程特点和遗传等，医生因素包括频繁更换治疗方案、没有及时发现病情的波动及没有进行依从性教育，患者方面包括焦虑、强迫等人格特点、心理因素（生活事件、早年创伤经历）、社会环境（天灾人祸、经济状况）和依从性差(不规则服药、过早减药停药)等。

为了预防复发需要做到：①足量足疗程的系统治疗，系统治疗包括急性期治疗、巩固期治疗和维持期治疗，任何时期均应遵医嘱，不能随意减药停药；②定期精神科门诊随访，固定与1～2位了解病情的医生保持沟通，定期随访；③实时进行情绪监测，观察自己情绪变化，有出现较大的情绪波动且持续时间较长，则应该及时门诊随访；④熟悉自己症状反复的先兆，如反复失眠或兴奋，不想睡觉、情绪波动、生活懒散、变化多端的躯体不适、容易挑剔生气等，有症状出现时，尽早进行干预；⑤规律健康的生活习惯，包括良好的睡眠习惯、规则饮食、定期户外锻炼和避免酗酒、饮浓茶和浓咖啡等；⑥建立自己的支持系统，即发生紧急或意外情况，可以寻求帮助的人，如医生、朋友、家人等。

（吴丹萍　苑成梅）

15. 双相障碍怎么更快好起来

双相障碍除了药物治疗，也需要患者做好疾病管理，才能更快恢复起来。疾病的自我管理是一种管理症状、治疗、生理和心理变化以及做出生活方式改变的能力，包括健康管理、资金管理、人际管理、生活管理、情绪管理和危机管理。

健康管理包括：①定期门诊。急性期1～2周一次，巩固期2～4周一次，维持期4周一次，病情波动及时就诊，危险状态需急诊；②遵医服药。听从专家意见，不擅自改变治疗方案，同时结合心理治疗；③定期体检。

资金管理方面，部分双相障碍者可能存在资金管理问题，会有狂买东西的冲动，所以要提前做好资金管理，如根据个人情况按照一定比例分配，对生活费用、学习培训费用、保健治疗费用等进行相应划分。

人际管理方面，不管是因为性格敏感，还是因为生病后自卑，患者可能都会有一些人际困扰，因此平时应积极处理人际问题，通过增强沟通、人际互动来提高人际交往技能，增加社会支持网络。

生活管理方面，规律的生活作息对恢复和预防复发很重要。平时可以制定每日活动记录表，保持社会节律，增加有益行为，避免回避行为，避免昼夜倒置、暴饮暴食、赌博、物质依赖等。

最重要的情绪管理可能需要患者定期对情绪做一些评估，记录自己的情绪变化，这可以通过量表自评也可以在手机APP上记录。同时学会调节自己的情绪，如极端情绪愤怒出现时，先找到"扳机点"，区分愤怒的高低。高愤怒时可以选择先回避，离开那个场景，通过发泄或放松的方式冷静一下再去处理；而对于低愤怒，可以给自己 15 秒的时间反思一下这个愤怒情绪是什么问题。

最后，危机管理可能需要事先做好危机应对预案，如情绪不好时可以联系哪些人进行排解等。

（吴丹萍　苑成梅）

16. 双相障碍患者遇事情绪波动很大怎么办

碰到事情时，双相障碍患者可能比一般人更容易发生较大的情绪波动，因此需要提前制定对应的干预方式。需要识别哪些事件会影响自己的情绪，为什么这些事件会影响情绪，有哪些因素让情绪产生波动，这些促发因素就是要"重点盯防"的对象。接着要认识到事件、情绪、认知、行为之间的关系：他们之间是可以相互影响的，对事件的认知会导致不同的情绪，不同的情绪可导致不同的行为反应，而行为也反过来进一步影响情绪和认知。因此，改变认知可以改变情绪和行为，而改变行为也可以改变情绪和影响认知。如平时碰到自己上司，你跟他打招呼，他没有理你，如果你的认知是"我是不是做错了什么，上司对我不满意"，你的情绪是低落的，行为可能会导致工作失误，下次见到上司可能是回避的。而如果你的认知改成"上司可能在思考自己的事情，或有事情在忙"，你的情绪可能就相对平静，或者下次见到上司时，你依旧和上司打招呼，上司回应你，你原来"上司对我不满意"的认知会产生改变，然后情绪也不会低落。情绪管理的钥匙在自己手里，可以通过改变认知或改变行为来改善负面情绪。

（吴丹萍　苑成梅）

17. 双相障碍患者会出现哪些自杀先兆

双相障碍患者的自杀率是一般人群的 20 倍，50％的双相障碍患者存在自杀企图，有 1/3～1/2 的双相障碍患者一生中至少尝试过一次自杀，15％～20％最终死于自杀。双相障碍患者与自杀意愿相关的危险因素有女性、起病年龄早、第一次发病为抑郁相、最近一次发病为抑郁发作、共病焦虑或物质滥用、边缘性人格障碍以及一级亲属自杀史。与自杀死亡的相关因素有男性、一级亲属自杀史。

自杀是可以预防的，关键在于能否提前意识到一些先兆，如无望、无助、不被爱、孤独、缺乏亲友支持、自我价值丧失、深度悲伤、内疚、焦虑、压力大、意识狭窄、想入非非等。心理上的一些先兆包括做事没动力、与人隔离，食欲丧失、性欲变化、睡眠变化、体重忽增忽减、外表突然变化或对改善外表丧失兴趣、小毛病增加等。行为上的一些变化包括易哭、自残、易冲动、犯法、行为改变或极端化、写死亡或自杀计划。环境中可能会影响双相障碍患者的因素有自杀或暴力家族史、离婚、分居或一段关系结束、亲密朋友或家庭成员死亡、成绩不理想、失业、工作出问题、性虐待或躯体虐待史等。出现上述任何先兆或危险因素，应该提起警惕，早加干预。生命只有一次，每个人都应当珍惜。

（吴丹萍　苑成梅）

18. 家人患双相障碍，家属可以做什么

对于双相障碍患者来说，心理治疗和社会支持是其整个治疗方案中不可或缺的部分，可以提高药物治疗的效果，改善患者的生活质量和社会功能。因此，家人对双相障碍患者的支持是康复的一个重要环节，康复需要患者、医生和家属三个方面共同努力。在这个过程中，家属除了理解患者之外，还需要谨记以下7个建议：①病情好转并非你责任，患者走出心理疾病的困境，需要有一个自我认识的过程，你要做的就是陪他走过这段历程；②双相障碍的治疗与康复是一个长期的过程，很多时候无法让患者立刻摆脱困扰，但你持续的支持与陪伴是对患者最大的帮助；③巧妙地说"不"，含蓄地对患者说出你真实的想法，这样做也许会让你自己释怀一些，因为你没有完全把患者当成丧失判断的人；④放弃责备，别对他们硬来，哪怕是出于你的爱，也别指责他们的想法和行为，你的指责只会加深他们的痛苦；⑤保证患者的营养，患者也必须开始自我照顾；⑥管理好药物，按时给患者吃药，如果患者依从性差，应当亲眼看着他将药物服下去；⑦成为"行家"，很多人对双相障碍知之甚少，对患者的误解也由此产生，所以认真了解疾病的相关知识，既能帮助患者，也能帮助自己。

（吴丹萍　苑成梅）

19. 抑郁症有性别差异吗

以往认为，抑郁症的性别差异是人为造成的，女性似乎更乐意求助医生，男性嗜酒及反社会行为发生率较高，起到了掩盖情感障碍的作用。但近年资料表明，抑郁症的男性和女性患者间的临床特征存在着某些差异，原因可能是与男女

的激素水平不同及脑形态学差异有关，也可能和不同的人格特质对事情的处理方式有关。

从抑郁发生率的角度来说，女性患抑郁症的概率是男性的 2 倍，而且他们对抑郁症的反应不相同。女性患者往往郁郁寡欢，而男性患者则变得暴躁易怒。女性一旦抑郁，总是习惯于寻求外界的帮助和支持，男性则开始封闭自己并远离朋友。有些男性患者还会变得有暴力倾向。

就发病年龄而言，女性患者平均比男性患者早 6 岁，20 岁以前女性发病率明显高于男性。女性在遇到人际交往的冲突时容易变得抑郁，而男性在遇到运动方面的失败时才容易变得抑郁。随着年龄的增长，人际交往的冲突相应增加，导致女性更容易抑郁。但运动方面的失败在青春期的早期却没有变得更普遍，或者增加得不如人际冲突那么明显。

女性比男性更具有抑郁的特质，这种特质包括对广泛的外部刺激的关注和沉思性的应对方式。女性对外部刺激的关注远远超过男性对这些刺激的关注。到了青春期，这些人格特质上的差异就会和某些外部刺激（负性生活事件）相结合，使女性的抑郁比例更高。中年以后，男性发病率高于女性，可能与中年男性的工作、生活的压力高于女性，对实现自身价值的期望值较高，面临失败的承受能力较低等因素有关。

（丁　菲　苑成梅）

20. 我的抑郁症会好起来吗

抑郁症患者通常有以下 3 个结局：①不好的结局。包括症状恶化、没有好转，或即便有好转仍然还有很多严重的症状；②特别好的结局。包括卓越改善（经过治疗后 95％的症状都消失了）和痊愈（抑郁量表评分为 0 分，告别抑郁症）；③居中的结局。不及"特别好的结局"，但病情也有明显改善。研究结果表明：不好的结局占 13％；特别好的结局中，卓越改善占 6％～10％；痊愈占 4％～5％。其他患者居中。可以看到，只有 13％的抑郁患者经过治疗后病情加重或没有改善，87％的患者病情有不同程度的好转。同时，有 15％的患者达到了特别好的结局，症状完全消失或接近完全消失。也就是说，绝大多数抑郁患者经过治疗是能够好起来的！

有调查发现，有过抑郁症史者中同意"我身边有亲密的人给予我安全感和幸福感"的人，完全康复的可能性会比不同意这句话的人高出 7 倍。其他因素涉及身体健康，比如拥有良好的睡眠、没有某种疼痛的困扰，以及在生理层面能自理等。另外，促进人从抑郁中完全康复的因素还有服药依从性好、收入水平高、有宗教信仰、参与运动等，老人、女性和已婚者完全康复的可能性也相对更高。

（丁　菲　苑成梅）

21. 如何区分抑郁症和双相障碍

双相障碍，在医学上定义为躁狂或轻躁狂发作与抑郁发作反复间歇交替或循环发作为表现特征的心境障碍，其主要表现为时而抑郁时而躁狂的双重心境，情感摆动不定。很多患者处于抑郁状态的时候，大多怀疑自己有抑郁症，且在这种情况下会问询医生；若是处于躁狂状态，往往会觉得自己的精神状态良好。因此，往往导致误诊。其实，我们可以从抑郁症识别双相障碍的线索，主要表现为以下 9 个方面：①早年发病，通常指低于 25 岁起病；②发作性心境不稳定，指心境波动很大，抑郁、焦虑、欣快、烦躁不安等情绪呈短暂发作；③抑郁发作伴不典型特征：如食欲亢进、体重增加、短暂欣快发作等；④抑郁频繁发作，一年内多于 4 次；⑤抗抑郁药治疗引起转躁；⑥病前情感旺盛气质、心境恶劣气质、易激惹气质与心境障碍关系最为密切；⑦双相障碍阳性家族史；⑧季节性情绪变化；⑨烦闷性躁狂，表现为烦躁、焦虑、沮丧、易于激惹、冲动等（易被误诊为激越性抑郁）。

最后要说明的一点是，明确的诊断要由专业医生全面检查后做出。

（丁　菲　苑成梅）

22. 治疗抑郁症的药物"毒性"究竟有多大

治疗抑郁症，我们可能会用到的药物包括抗抑郁的药物、心境稳定剂、新型抗精神病药、安定类的促眠药物或者是非苯二氮䓬类的促眠药物。

患者们所担心的"毒性"，也就是药物的不良反应。"是药三分毒"，所有精神科的药物都有一定的不良反应，但这些不良反应并不比一般内外科药物更严重。关键是根据患者情况和药物特点选择个体化的方案，以达到最好的治疗效果，同时尽可能减少不良反应。

药物不良反应往往有明显的个体差异。相同的一粒药片，有些人服用后会觉得恶心，有些人服用后会觉得头晕，另外有些人服用后会出现皮疹、皮肤瘙痒，甚至出现对心、肝、肾等重要脏器的损害，但是也有一些人服用之后基本没什么问题。可以说，每种药对不同的人的不良反应是不一样的。

此外，判断药物对我们身体的不良反应大小也不是完全依赖自身的感觉。在服药之后会感受到头晕、恶心等，但这些反应并不能表示这种药物的不良反应危害的大小。相反，有时候我们在服药后并没有感受到明显的不舒服，却可能存在肝、肾、心脏等重要器官的功能损害。规律而科学的检查和监测，有助于我们早期发现可能的不良反应，并进行相应的干预。

（许珊珊　苑成梅）

23. 抑郁症能不能根治

抑郁症是一种常见的情绪上的疾病，主要是情绪出了问题，不能够长期保持在正常范围内。就像高血压病是血压出了问题，糖尿病是血糖出了问题。按照高血压和糖尿病的治疗方法，如果可以长期保持血压或者血糖的稳定，疾病基本上就治愈了。对于抑郁症，只要能够长期保持情绪的平稳，抑郁症也是可以治愈的。

也许有人会问，我可以用血压计测血压，用血糖仪测血糖，那我该用什么去测量我的情绪？难道情绪也能够测量了吗？对的！情绪也是可以测量的，而且现如今我们已经拥有可以测量情绪的工具了，比如，有一款由上海市精神卫生中心开发的叫做"心情温度计"的手机 APP 软件就可以像血压计、血糖仪那样，随时测量我们自己的情绪。

抑郁症从首次发作到治愈后完全停药，至少需要一年半左右的时间。反复发作的患者需要的时间更长。抑郁症也许需要比普通的躯体疾病更长的治愈时间，这就要求我们在疗愈的过程中拥有更多的耐心与信心。所以，只要我们正视抑郁症本身，不偏颇、不歧视、不自卑，遵照医生的意见与建议，积极面对，耐心治疗，抑郁症就不可怕。抑郁症也并不是完全不能治愈的疾病。

（许珊珊　苑成梅）

24. 抑郁症能够通过自我调节恢复健康吗

抑郁症患者在疾病治疗和预防复发方面的主观能动性非常重要，科学的自我调节有助于尽快缓解症状、恢复功能、防止复发。例如，重新审视自我，正确认识自身的现状，根据自己当下的实际能力和感受，制订符合自身目前状态的工作目标或生活目标，然后循序渐进，从一点一滴的小事情开始，逐渐完成力所能及的事情。尽量选择参加一些自己比较喜欢的社会活动，有意识尝试与人接触和交往，学着在人群中寻找快乐。尝试改变自己一直以来的思维习惯，遇事多往积极乐观的方面考虑，多设想一些乐观的结果和预期。

是不是我们按照这些方法调节自己的情绪，就能够完全恢复健康呢？并不能一概而论。有些人的病情较轻，有些人的病情严重。病情轻的人大多比病情重的人更容易恢复健康。有些人的执行力比较强，有些人的执行力比较差，执行力强的人能够把自我调节的工作完成得比较好，自然也更加有利于恢复健康。有些人的家庭关系比较好，有些人的家庭关系比较差，能够更多更好地获得家人的帮助，也有利于恢复健康。

特 别 提 醒

所有抑郁症患者，都应该在专业医生指导下科学治疗。病情较重的抑郁症患者，往往不能够通过自我调节恢复健康，需要及时就医，并在医生指导下采用合适的治疗。

（许姗姗　苑成梅）

25. 如何快速识别焦虑和抑郁

心情抑郁、情绪低落时的确会引起各种担心焦虑，反过来，过度担心焦虑时，情绪肯定也不好。区分抑郁和焦虑的关键在于能动性。当一个人的能动性特别低时，其抑郁情绪更多，表现为情绪低落、无精打采、对之前喜欢的东西缺乏兴趣、没精力和能量、自我评价降低，甚至有消极观念，觉得活着没意思等。而焦虑情绪的患者能动性较高，多表现为不能控制的担心害怕、身体紧张、多汗、坐立不安、话多、反复检查身体健康等。焦虑是担心或预感接下来会发生危险，抑郁是觉得自己没能力来应对这种危险。两种情绪都可以引起躯体不适，表现为睡眠问题、肠胃疾病、躯体疼痛等方面。

在临床中，60％～70％的抑郁症患者伴有焦虑问题，约一半的焦虑患者也伴随抑郁症状，共病使得患者病情迁延，影响人际关系和社会工作。临床中常用抑郁自评量表（SDS）和焦虑自评量表（SAS）帮助患者评定是否有抑郁和焦虑症状及严重程度。

（孙　霞　苑成梅）

26. 身边的人抑郁了怎么办

首先，要确认抑郁情绪的严重程度。如果只是不开心，情绪波动不大，可以倾听，给予相应的支持。但如果超过了正常的度，要建议寻求专业医生的帮助。怎么界定这个度呢？①可以横向比较，和他人处于同样情况的反应相比较；②纵向比较，应对方式和他本人以往比较；③评估社会功能：社会功能是否受到影响，严重程度如何。如果三个方面评估下来，已经超过了可以控制的范围，建议去听听专业医生的意见。

其次，要正确认知抑郁症。抑郁症可以发生在我们任何人身上，疾病诊断有助于确定治疗方案，更重要的是要积极配合治疗。抑郁症不是"作"，也不是"懒"，更不是"不要想那么多"就能够解决的。抑郁症也不是"另类"，需科学对待，积极治疗才有利于康复。轻度抑郁症一般建议进行心理咨询，中度抑郁建议药物治疗联合心理咨询，重度抑郁建议药物治疗，此外还有物理治疗等多种治疗方式。但无论是自我调整、药物治疗、心理咨询或者其他治疗，身边人的支持都很重要。

最后，要合理提供帮助。陪伴是最好的治疗，哪怕什么都不说，只是陪着他、倾听他，就能起到很好的支持作用。不要说"你要坚强一点""要靠自己的意志力"等类似的话，这样只会让他觉得自己不被理解，或者感到更多的压力，对自己更加不满。

（孙　霞　苑成梅）

27. 哪些是心境障碍患者可利用的社会支持

当我们遇到困难或情绪低落时，会经常感到孤单无助，在我们的身边有很多支持系统，可以帮助我们早点摆脱困扰，免受情绪的折磨。每个人支持系统不尽相同，有的人多些，有些人少些。重要的是，我们要找到自己的支持系统，有需要的时候，学习去利用身边的支持系统。

（1）家人和朋友：当情绪不好或遇到不开心的事情时，可以找家人或朋友倾诉或寻求帮助。

（2）师长或有过相似经验的人：可以向他们寻求处理问题的意见。

（3）专业人士：比如医生、律师、顾问等。定期随访医生很有必要，当情绪波动无法控制时，一定要去专业机构，寻求专业人士的帮助。

（4）某些机构：比如学校、医院、社区、基金会等。

（5）宗教：有宗教信仰的人可以获得相应的支持。

（6）书籍：从其中不但可以汲取很多知识、经验和应对方法，某些时候也可以给我们支持。

（7）宠物：宠物可以陪伴我们，当我们向宠物倾诉时，宠物也是我们的支持系统。

（8）植物：有些人会种植植物，把绿色和新生命的成长作为一种动力。

（9）娱乐：音乐、唱歌、电影等，也可以使我们缓解情绪。

（10）热线电话等公共平台：某些电台、社区或医院的心理热线电话等。

（孙　霞　苑成梅）

28.　卓别林为什么也备受抑郁折磨

抑郁的可怕之处在于，它悄悄地发生了，你却还一无所知。青年歌手乔任梁离世的消息曾在全国引起很大震动。很难想象一向以阳光、开朗的邻家大男孩形象示人的他，会以这种方式离开大家。类似的例子还有很多，你更难想象肥裤子、小礼帽、小胡子、大头鞋，以喜剧形象享誉全球的卓别林也备受抑郁症的折磨。你能想象这些荧幕上的优秀演员、喜剧之王，竟是一名"病人"么？

很多抑郁的人是在过着两种不同的人生。在周围人的眼中，也许他们很优秀，风趣又有幽默感，他们可能是学校里出类拔萃的学生、忙碌的上班族，抑或是初为人母的妈妈、知名的演员等，可是远离喧嚣，脱下面具之后，谁又知道他们可能长期饱受抑郁的折磨！

他们为什么不尝试告诉亲近的朋友或者家人呢？一方面怕亲人担心，给亲人造成负担。抑郁的人都很善良，他们会用所谓的"阳光、乐观、积极"来告诉你"我没什么事、不用担心"；另一方面是很多人不了解抑郁，以为抑郁是每个人正常的情绪，也许看开点、少想一点，就能过去。但真正的抑郁症不同，不是一句旁人的"没关系，振作起来，多出去走走"就可以走出抑郁的，而需要专业的帮助。所以，很多患有抑郁症的人选择了沉默，疏远了人群，独自去承受。

此外，是患者及社会对精神疾病的看法与偏见。抑郁症会让患者浑身无力，睡眠不好，不想进食，甚至躺在床上不想动弹。对于很多抑郁症患者而言，可能原本很简单的出门散步都变得很困难。但大多数人并不理解，"意志坚强点""自己调节一下就好了"，这些不但不能帮助患者，还会让患者觉得是自己不够好，所以才无法走出抑郁。

（王　宇　苑成梅）

29. 哪种抑郁情绪需要就医

　　每个人都会有一些不开心或抑郁的情绪性反应，但如果感觉该开心的时候仍开心不起来、对任何事情都没有兴趣、思维变慢、脑力不够用，同时可能存在睡眠问题、身体不适、没有原因的疲乏感，对自己产生负面评价，甚至出现自杀行为，对学习、人际关系、工作或者家庭生活造成明显影响，自己用以往的经验难以应对，当这些表现足够严重、足够多，且持续两周以上，就应该到医院请专科医生确认是否符合抑郁症诊断标准。

　　抑郁症还可以表现为各种躯体不适。这些躯体症状可遍及全身，包括无痛症状如食欲减退、睡眠障碍、性欲减退、乏力、头晕、心悸、胸部不适等，痛性不适症状如头痛、背痛、肌肉骨骼疼痛、胃肠疼痛、轻微的身体局部疼痛等，而疼痛是抑郁症患者常发生的一种躯体症状。患者通常是哪里不舒服就去看相应科，但是如果临床医生从自己专业的角度该做的检查都做了，没有发现患者有明显器质性的改变，那么可能只是躯体化的症状，也可能是抑郁症或者其他心理障碍的表现，最好建议患者去精神心理科就诊。

（张海音）

30. 为什么抑郁会加重哮喘的发作

　　王晓敏(化名)已经是这个月第 4 次到医院看哮喘病了，尽管经过吊盐水、吸氧等治疗，她呼吸急促、大口喘气的哮喘症状仍经常反复发作，还有明显失眠。医生发现，王晓敏性格柔顺，对人礼貌有加，可是内向少言。交谈时眉头紧蹙，表情抑郁，反复讲的都是她的哮喘病情，不停地埋怨自己给父母增加了麻烦。详细了解了她的病史得知，现在 35 岁的她在中学时就患上了哮喘，由于控制得还可以，一年发作 1～2 次。可是最近一年，发作的次数越来越多，程度越来越重。王晓敏两个月前离了婚，心情一直很低落，更不幸的是，三周前的流产完全出乎她的意料，医生说今后她怀孕的可能性不大了。经历这样的不幸后，王晓敏的哮喘更厉害了。

情绪和呼吸有着密切的联系。当人们生气和失望时，就会出现大口呼吸或者唉声叹气的表现。哮喘是具有代表性的心身疾病，也就是说这类疾病的发病和进展，既有身体的因素，也有心理因素。心理、社会因素与过敏性抗原的联合作用可能是引发哮喘发作的重要原因，精神刺激是支气管哮喘发作的重要因素。

离异、流产等不良的生活应激事件，可导致严重"心理丧失感"，出现明显抑郁和焦虑情绪，引起支气管收缩。不过，这往往并不直接导致哮喘发作。生活环境中存在着可以使人出现哮喘的特异性过敏性抗原，以及使人出现上呼吸道感染的致病源。当人的情绪变化及其引发出来的支气管收缩状态与特异性抗原和上呼吸道感染结合起来，便会出现支气管哮喘。

通过对 1 150 名成年人的持续跟踪研究发现，对生活满意度差、应激状态、"神经质"个性等因素均与哮喘的发病相关。与健康人相比较，成年哮喘患者有更多的各种躯体不适的症状，反复思虑，对别人的如何评价自己过分敏感，也同时伴有各种恐惧、焦虑、抑郁、敌对等不良心情，这些心理障碍转而又成为哮喘发作的诱发因素，如此形成因果循环，不断加重病情。

哮喘的治疗不能仅仅依靠药物，需要全面考虑生物、心理及社会因素在哮喘防治中的作用。精神医学科医生通过心理支持、生物反馈、认知行为治疗等方法，加上抗抑郁药治疗，可以帮助患者渡过心理危机。同时，也需要呼吸科医生的专业治疗。

（张　旭）

厌食和贪食

31. 进食障碍是身体疾病还是心理疾病

　　许多人出现进食问题后的第一反应是身体出毛病了，并选择消化科或其他内科就诊。然而，其中一部分患者的内科检查的结果是阴性的，也就是说患者的身体没毛病，消化器官功能也都正常。那为什么还会持续出现进食问题，身体也越来越差？其实，这部分患者可能患有进食障碍。进食障碍是一种心身疾病，即与心理因素相关的生理障碍。这类疾病以反常的摄食行为和心理紊乱为特征，伴发显著体重改变和（或）生理功能紊乱，主要可分为神经性厌食和神经性贪食两大类。因此，当患者出现进食问题，到综合医院检查又没什么毛病时，应该考虑进食障碍的可能，建议患者至专业的精神卫生专业机构就诊。

（黄佳滨　陈　珏）

32. 什么是厌食症

　　厌食症又称神经性厌食，是由心理因素引起的一种慢性进食障碍。厌食症主要见于 13～20 岁之间的年轻女性，13～14 岁和 17～20 岁是发病的两个高峰年龄段。虽然厌食症常见于女性，但男性也可能患病。目前厌食症患者中，男女比例为 1：10。神经性厌食患者并非真正厌食，而是因为怕胖，为了达到所谓的"苗条"而忍饥挨饿，其食欲一直存在；即便部分患者诉说"无食欲"而拒绝进食，也可能是由于强烈的减肥意志而否认饥饿感，或是由于长期进食行为紊乱导致内脏感受器功能紊乱等原因所致。患者害怕体重增加和发胖，对体重和体形极度关注，极端地追求苗条，通过节食等手段，有意造成并维持低体重，体形明显消瘦，常伴有营养不良、代谢和内分泌紊乱，女性可出现闭经，男性可出现性功能障碍。严重者可因极度营养不良或严重的躯体并发症而危及生命，厌食症是所有精神障碍中死亡率最高的疾病。

（黄佳滨　陈　珏）

33. 什么样的人更容易患厌食症

　　年轻女性更容易患厌食症，多见于模特、演员、舞蹈家、体操运动员、花样滑冰者、摔跤选手、骑师等职业人群。相较农村人群，厌食症更多见于城市人群。媒体大力宣传瘦与社会价值的关系，如瘦和低体重等同于美和成功，肥胖和高体重被看作丑陋和失败，以及体形在社会竞争中的重要性，在这样病态的崇尚瘦的文化下，女性的病态进食行为增加，更容易发展为厌食症。厌食症还多见于容易受到社会、家庭和同龄人压力的青少年，青春期出现较早的女孩也容易患厌食症，由于她们的身体比同龄人早发育，身体脂肪增加，可能会感到被孤立、压力大而要节食。父母应留心青春期的孩子，确保他们的膳食平衡。遗传方面，如果家族中有厌食症患者，其他成员得厌食症的概率要高于普通人。具有完美主义、强迫、自恋或者低自尊特质的人，也容易得厌食症。

（黄佳滨　陈　珏）

34. 厌食症能治愈吗

　　厌食症是所有心理障碍中死亡率最高的疾病，至今仍是一种病因未明的疾病，目前并没有特效的药物治疗。大部分厌食症患者曾在医院或治疗机构等接受过治疗，体重、体形都较前有所改善，但一旦离开治疗机构会很快故态复萌，又开始不吃饭或者剧烈运动，家属及患者本人康复的希望逐渐幻灭、丧失治疗信心，这是反复发作、迁延不愈的主要原因。然而，只要就医及时，经过营养支持、心理治疗等综合治疗手段，大部分的神经性厌食患者仍然是能够康复的。

　　研究表明，大约有50％的患者预后良好，可恢复正常饮食，进而恢复体重，女孩恢复月经。没有严重营养不良及伴发严重的躯体疾病、拥有良好的来自家人和朋友的支持，以及自身尚有一定的自控能力，都是预后良好的信号。

　　年龄对厌食症疗效的影响很大，大约有2/3的青少年患者（患病时间短于3年）在接受门诊治疗2年后病情缓解，而成年患者中仅1/3经过门诊治疗后恢复。另外，体重过轻除了会导致急性躯体情况不良，也会影响长期的治疗效果。

　　因此，父母一旦观察到孩子出现异常进食行为、体重明显下降，可疑为厌食症，需尽早求助医生，早诊断、早治疗。做到对厌食症的早期识别和干预治疗，将有可能改善预后。值得一提的是，即便病程已经很长，也有康复的可能，永远不要以为太晚而放弃尝试积极的治疗。

（黄佳滨　陈　珏）

35. 进食障碍和现代人压力大有关吗

现代人生活在一个"压力山大"的社会中，重压之下，人们会通过各种有意或无意的方式来处理自己的情绪问题，比如"吃"这种方式。或许当时的你并不是饿，也并不是身体的需要，只是希望借由味觉的刺激，让压力找到一个宣泄的出口。如此看来，生活压力可能是进食障碍的一个诱发因素。但进食障碍是复杂的多因素疾病，其病因与生物（如遗传及神经生物学因素）、心理（如人格特质、家庭因素及歪曲认知）、社会文化（如崇尚以瘦为美的文化、价值观）等因素密切相关，具体的关系还有待探究。

（张静洁　陈　珏）

36. 厌食症或贪食症与遗传有关系吗

目前认为，厌食症或贪食症是一种具有较高遗传度的心理疾病，但遗传机制至今不明。早期经典的家系研究和双生子研究均显示，进食障碍存在明显的遗传倾向，近年来的研究也认为基因在进食障碍的发病中起着重要作用。和抑郁症、焦虑症等心理疾病类似，进食障碍也是一种多基因遗传疾病。一般认为该病是基因与环境相互作用的结果，其中，遗传因素在进食障碍的发病中占有重要地位，是进食障碍发病的内因，而环境因素是外因，对发病起着"扳机"作用，触发了疾病的发生。

（张静洁　陈　珏）

37. 哪些进食问题需要求助专业医生

如果你发现身边有人精神压力较大，常常出现消化不良、食欲差，只吃单一的食物、拒绝吃别的食物，或者常常有胃痛、腹胀、便秘或者腹泻的症状，而医学检查已排除了肠胃或者其他器质性疾病时，就需要考虑到他们有进食障碍的可能。你可以尝试和他们聊聊，了解他们是否在比较极端地节食减肥，是否有极度怕胖或过度在意自己的体形及体重，是否有暴饮暴食以及催吐或滥用泻药的现象，女性是否有月经不规律或闭经的现象。如果发现他们有上述情况或已经出现了明显的健康问题，应及时到精神科专科医生处就诊咨询。

（张静洁　陈　珏）

38. 家庭原因会导致厌食症吗

家庭功能的失调在厌食症患者中极为普遍。然而，厌食症的病因至今尚未明确，家庭功能失调只是厌食症诸多病因假设中的一种，我们不能简单地说它是家庭原因导致的。很多研究表明，家庭当中一些不恰当的应对方式可能在症状的维持中起着重要的作用。

患者得了厌食症，其家庭中的每个成员都会很痛苦，父母的焦虑和抑郁也会进一步影响到孩子，由此形成一个恶性循环，导致疾病的慢性化，甚至加重病情。因此，家庭治疗在厌食症患者的治疗中尤为重要。通过家庭治疗我们能够处理疾病对家庭的影响因素，同时帮助父母处理自己的焦虑、抑郁等问题，对孩子也会有很大的帮助。

（张静洁　陈　珏）

39. 厌食症有哪些具体表现

首先，厌食症患者常有严重的体象障碍，即对自己的体形、胖瘦、肢体某些部位的粗细、大小等存在认知歪曲，尽管与多数人一样苗条，甚至体重严重不足、非常消瘦，但他们仍坚持认为自己非常肥胖，极度怕胖，追求一种病态性的"苗条"。其次，为了控制体重、保持苗条的体形，他们常采用一些极端的方法减肥。譬如，患者常常会忍饥挨饿，每日只进食少量食物；有些患者常进行刻板、过度的体育锻炼，如他们要求自己每天跑步、跳绳、打球，或健身房锻炼，或游泳 1 小时以上；一部分患者为了满足其"进食不长胖"的愿望，常常在进食后催吐，他们即使吃得不多，但仍会觉得"食物很快都变成了身上的脂肪"，于是在吃完饭后立即上洗手间进行催吐；有些患者常用泻药或有通便成分的减肥药来减少食物的吸收，大剂量用药致使每天大便至少 2 次。因此，厌食症患者常极度消瘦且常伴有不同程度的营养不良。此外，患者的节食、减肥行为都很隐蔽，从不主动表达厌食或体重下降，甚至拒绝求医和治疗，常常由家人发现其消瘦、进食少、恶劣心境、长期便秘、闭经等问题而带其到医院就诊。

特别提醒

对于家长来说，如果发现孩子每天的进食量明显减少，体形越来越消瘦，就要开始警惕孩子是不是患了厌食症，这些是厌食症最明显的症状。如果怀疑孩子患了厌食症，要及时将其带至心理咨询门诊或综合医院心理科就诊。

（王钰萍　陈　珏）

40. 厌食症患者没有身体不适就没有危险吗

厌食症患者没有身体不适并不意味着没有危险。首先，长期进食量少导致的营养不良可引起一些严重的身体异常，这些异常虽然短期内并不一定会让患者感觉到明显的不适，但长时间得不到纠正则可带来严重的不良后果。比如，少数患者长期饥饿后，会出现血糖过低而发生昏迷，甚至猝死，特别是病情严重者在活动过程中更容易发生。其次，长期呕吐、滥用泻药或利尿剂的厌食症患者可伴有低钾等电解质紊乱，而严重低钾引发的心脏骤停可导致猝死，这是厌食症患者最常见的死因。此外，体重下降可能导致骨质减少，可能发展为骨质疏松症，使病理性骨折的发生率增高，甚至有患者表现为严重的脊椎骨折。最后，厌食症患者长期的营养不良及呕吐行为可对全身各系统造成损害，由于人体的代偿功能，一些损害可能暂时未显现出明显的临床症状，但日积月累，这些损害会不断加重，甚至发展为不可逆的疾病，如厌食症晚期的患者可伴发心力衰竭、大脑萎缩、肝肾功能的严重损害等。

特别提醒

长期呕吐、滥用泻药或利尿剂的厌食症患者常伴有低钾、低钙等电解质紊乱，需定期至医院检查，看是否存在明显的电解质异常，以及心脏功能异常。如若存在明显的低钾血症，要及时进行补钾治疗，以防发生严重意外。

（王钰萍　陈　珏）

41. "饭后百步走"能缓解厌食症消化不良吗

首先，厌食症患者长期节食，会影响其消化系统的功能和消化酶的分泌，可进一步导致胃缩小、胃蠕动减慢、胃排空延迟等。胃排空减慢会使患者在进食后有腹部不适、腹痛或饱胀感，而患者常将这种感觉误认为进食过多所致。如果患者在饭后进行散步或运动，循环系统内的血液会较多地集中于运动器官，消化系统的血液循环相对更加减少，这反而会进一步加重胃排空延迟的症状。此外，重度营养不良的患者，身体常呈衰弱状态，有些患者心率甚至在 30～40 次/分钟，或存在严重的骨质疏松症。这些患者宜卧床静养，不宜再运动，否则易发生骨折、猝死等严重意外。

特别提醒

胃排空减慢导致的进食后饱胀感是疾病恢复中一个很大的阻碍，在治疗过程中，医生常需要花很多时间向患者解释这些症状的机制。此外，长期进食不足的厌食症患者还可能会出现急性胃扩张的表现，典型症状是腹部疼痛、胃胀、恶心和呕吐。因此，家属要逐渐增加患者的进食量，不可操之过急。

（王钰萍　陈　珏）

42. 贪食症有哪些表现

贪食症以反复发作性、不可控制、冲动性的暴食，继而采用自我诱吐、使用泻剂或利尿剂、禁食、过度锻炼等方法避免体重增加为主要临床特征。患者常常在不愉快的心情下发作暴食，频率不等，轻者几天一次，严重者每天一次或数次。所谓暴食，是指在有限的时间里（如 2 小时内）进食超过大多数人在相似时间内、相似情况下会进食的食物量，通常为平时进食量的 2～3 倍。所吃的食物多为平时严格控制的"发胖"食物，且患者的进食速度很快，可用"狼吞虎咽""风卷残云"来形容。暴食发作时有不可抗拒的进食欲望，一旦开始暴食，往往很难停止下来，常常以腹部胀满、疼痛或者筋疲力尽而结束。

暴食行为之后，患者继之以补偿性行为来防止体重增加，如用手指抠催吐或自发呕吐、过度运动、禁食，滥用泻药、灌肠剂、利尿剂、减肥药（包括食欲抑制剂、加速机体代谢的药物等）。故大多数的贪食症患者体重在正常范围内，但也有些可能体重过低或超重。贪食症患者往往关注自己的外形，在意别人如何看他们，并且关注自身的性吸引力，往往对身体明显感到不满意。

（王钰萍　陈　珏）

43. 暴食症有哪些表现

与贪食症类似，暴食症患者反复发作不可控制地大量进食，每次进食量通常为平时的 2～3 倍。他们常在躯体并不感到饥饿时进食大量食物，且进食速度比正常人快，直到感觉不舒服的饱胀时才停止。暴食症患者在发作中亦体验到强烈的失控感，例如感觉无法停止进食，或感觉无法控制吃什么或吃多少量。患者因对进食量感到尴尬，常单独进食，并在过度进食后对自己产生厌恶、抑郁或有罪恶感。但与贪食症不同的是，暴食症患者并不过度关注自己的外形，其暴食行为亦不伴有规律地运用不恰当的补偿行为（如滥用泻药、禁食、过度运动等），故暴食症患者常常存在体重超重或肥胖的问题。

（张静洁　陈　珏）

44. 厌食症对身体有什么危害

厌食症的很多躯体症状与饥饿所致营养不良有关。首先，长期的营养不良可引起大脑萎缩、脑功能异常，患者可出现反应迟钝、精神萎靡的症状；有些患者在营养状况差、合并感染或代谢紊乱时可出现意识模糊、谵妄、癫痫发作，甚至昏迷。其次，女性厌食症患者月经改变是非常常见的，可表现为月经停止。青春期早期患者可表现为性发育停止、月经暂停或第二性征减退，子宫萎缩变小。育龄患者生育困难，孕期和分娩期并发症发生率高。再次，厌食症患者由于营养不良引起造血物质缺乏，可出现贫血，慢性严重贫血可导致贫血性心脏病，发生心力衰竭致死。此外，厌食症患者可伴有心脏、肾脏等重要脏器的功能损害。87％的厌食症患者在患病过程中可能出现心血管系统的异常，包括心动过缓、心动过速、低血压、室性早搏、心力衰竭以及心电图的多种变化；70％的患者会出现肾功能异常，包括电解质异常、凹陷性水肿以及低钾性肾病等。厌食症患者的骨成熟受阻，故可出现骨质疏松症和病理性骨折。

一些躯体症状与患者的呕吐或服用泻药等行为问题有关。例如，反流的胃液可侵蚀食管、咽部、声带和气管，引起食管炎、食管糜烂和溃疡、慢性咽炎、慢性声带炎和气管炎等。呕吐、滥用泻药或利尿剂可导致体内液体流失、血容量下降，从而引起血尿素氮水平升高，低钾、低钠、低氯以及低氯性代谢性碱中毒等电解质酸碱平衡紊乱，电解质紊乱可进一步继发心律失常。厌食症患者最常见的死因是继发于心律失常的心跳骤停。

特别提醒

　　厌食症可造成患者全身多系统的功能损害，尤其是某些生化改变和心血管系统并发症可危及生命，以及可能存在的不可逆的骨质疏松，导致病理性骨折的发生，甚至有患者表现严重的脊椎骨折。因此，厌食症如不能及时治疗，其对身体的危害是极其严重的，甚至会危及生命。

（王钰萍　陈　珏）

45. 贪食症对身体有什么危害

　　反复发作的暴食、呕吐、腹泻等，使得贪食症患者常伴有一些消化系统损害，如上腹部饱胀、疼痛、恶心，严重者可出现胃或食管穿孔、出血等。患者大量进食后可突然发作急性胰腺炎，部分患者可能出现胰腺组织和功能的持续性损害，形成慢性胰腺炎。患者在剧烈呕吐后可出现食管、贲门撕裂，甚至出现呕血和黑便，严重者可引起休克，甚至死亡。胃酸反流可导致食管黏膜炎症、慢性咽炎、声带炎和气管炎，严重者出现食管出血、溃疡。呕吐患者由于电解质、血容量的丢失可出现水电解质失衡，进一步诱发心脏功能异常，如心脏传导阻滞和心律失常，甚至可能出现心肌病。女性贪食症患者体重偏低时也会出现雌激素水平降低、月经周期不规则、生殖能力下降等。总之，贪食症可引起躯体的广泛性损害。

（王钰萍　陈　珏）

46. 进食障碍患者会有情绪问题吗

　　有人形容进食障碍患者和情绪问题之间的关系，有些类似于"是先有鸡蛋，还是先有鸡"的情况。

　　总体来说，大部分进食障碍患者在患病前已有诸多情绪问题，因为他们往往是在现实生活中碰到了一些实际困难（学习、工作等），在他们的认知层面会觉得这些困难是根本无法解决与跨越的，自己的生活是无法掌控的。这层认知会带来一些负性情绪体验，如不愉快、难过、焦虑等，同时由于患者往往存在低自尊及不善于表达情绪，也不懂如何与自己的情绪相处，从而会激发一系列关于进食方面的行为，如严格控制饮食（厌食症），阵发性的大量进食伴自我催吐、排泄行为

（贪食症），反复的大量快速进食（暴食症）。

因此，进食障碍患者体形与体重上往往也会发生改变，如厌食症患者体重会逐渐下降，贪食症患者体重基本正常或增重，暴食症患者体重逐渐增加到肥胖，不同的结果会给进食障碍患者带来新的"认知-情绪-行为"：①厌食症患者认知上会认为"可以控制的体重"代表着"生活还是可以控制的"，极端时会发展到"瘦就是一切""要么瘦，要么死"，情绪上的体验是复杂的。当体重严格控制在患者的目标内时，可以体验到短暂的快乐与掌控感，并会乐此不疲地、不计代价地去继续"严格控制体重"的行为。当由于外界的压力（如父母、医生对其的饮食进行了严格监管），或者体重出现增加或者无法达到心中更理想的目标时，厌食症患者会体验到焦虑与抑郁。②贪食症患者的诸多认知中，"我既要吃得痛快，也要瘦成闪电"的理念很具有代表性，他们在每次暴饮暴食的行为后往往是懊恼、自责等负性情绪体验，从而导致一些催吐、导泻、过度运动的行为。当体重尚在贪食症患者心中能接受的范围时，往往不会有其他极端的情绪问题或者情绪障碍，该类患者往往很难被家属及医生及时发现。但若体重有增加，或者合并体像障碍者，该类贪食症患者会备受焦虑、抑郁的折磨，从而痛苦地往返于"进食-自泄-进食"恶性循环，会因为合并各种严重并发症而来医院就诊。③暴食症的患者情绪问题更多是引起他们暴食的原因，但他们很少会产生内疚与自责，所以也没有自我排泄的行为，该类患者也常常是肥胖一族。

（李联邦　陈　珏）

47. 厌食症会有什么后果

厌食症最严重的健康风险是死亡，其他不良后果包括：①女性患者最常见闭经，男性患者可出现性欲减退及勃起功能障碍；②若是儿童厌食症患者，患儿的发育会减慢，甚至出现停滞；③出现皮肤干燥、头发或指甲易断裂，对低温敏感且无法忍受，肢体和面颊上会长出类似于胎毛的绒毛；④导致长期的低血压与心动过缓；⑤常规检查会有电解质紊乱、贫血、肾功能异常等；⑥严重的并发症包括由于电解质紊乱诱发的恶性心律失常，导致死亡；⑦出现大脑和神经损害、感觉丧失等；⑧心理问题包括厌食症患者长期自我沉湎于"严格进一步控制体重""要么瘦，要么死"的认知失调中，会引发一系列拒绝进食的强迫行为，会因为体重的波动而产生严重的焦虑、抑郁情绪障碍，极端者会有自杀的行为。

（李联邦　陈　珏）

48. 贪食症和暴食症的不良后果有哪些

　　若是滥用泻药，贪食症患者可出现严重的肠道问题，如严重的便秘。体征上会因为贪食症患者的反复诱发呕吐，从而导致唾液腺增大，造成脸部看起来肿大。也会因为胃内的食物反流到口腔中，从而腐蚀牙釉质，导致牙齿变色或脆弱。实验室检查中可出现因为持续呕吐破坏体液中的水、钠、电解质平衡，即电解质失衡。严重的并发症还包括心律不齐和肾功能减退，这两种病症的任何一种都可能是致命的。心理问题和其他社会适应不良行为方面，对于合并体像障碍的贪食症患者，一旦进食往往会引发他们类似于强迫症的催吐行为，暴饮暴食后因担心体重增加，更会反复采取弥补行为，如自我诱发呕吐、使用泻药、利尿剂或完全禁食、进行过度运动等。而贪食症患者也普遍受抑郁与焦虑的折磨，会进一步发展出性滥交、偷窃、酒精和药物滥用等社会适应不良的行为。女性患者常常社会适应性更差，包括工作、社交、休闲活动受限，无法处理家庭关系，难以胜任配偶及家长角色等。

　　暴食症患者经常有体重增加，以及肥胖引起的脂肪肝、血脂异常、糖尿病等一系列并发症。由于体重增加，在日常生活中会碰到各种困难，从而会导致自我评价降低而引发一系列心理问题。

（李联邦　陈　珏）

49. 吃不下饭就是厌食症吗

　　虽然厌食症患者会有"吃不下饭"的表现，但是仅凭"吃不下饭"这个表现还不足以判断是否得了厌食症，需同时考虑两个条件：症状表现和持续时间。

　　在症状方面，需要满足以下 3 点：①因为吃得太少而导致体重过低，也就是说对于成年人来说，体重低于正常体重的最低值（正常体重指数为 18.5～23.9）；②在体重已经很低的情况下，仍然不愿意正常、规律吃东西，或者吃了东西就会想办法把食物消耗掉，强烈害怕体重增加或者用行为阻止体重增加；③不能正确地认识自己的体形，比如有的患者明明已经很瘦了，但是不承认自己体重很低，仍然觉得自己很胖，或者觉得身体过瘦没什么问题。上述症状同时满足，且持续 3 个月以上才可能是患有厌食症。

其他疾病也有可能有"吃不下饭"的表现,比如说回避/限制型摄食障碍,虽然患者也有明显的体重减轻或营养不良,但是他们并不害怕体重增加或变胖,也没有体形和体重方面的问题。重性抑郁症患者也有可能出现严重的食欲减退、体重减轻,但是大多数抑郁症患者并没有过度减轻体重的欲望或是没有对增加体重的强烈恐惧。部分功能性胃肠疾病患者也可能会有"吃不下饭"的表现,但是这些患者消化道的症状可能更为突出,也不害怕体重增加或变胖,更没有体形和体重方面的认知问题。

（亢　清　陈　珏）

50. 经常"暴食"就是暴食症吗

人在特定情况下都有可能暴食,然而暴食并非字面意思上的猛吃东西,一般我们常用暴食发作来描述暴食症,主要体现以下 5 个特点:①进食量为正常人的数倍,如一次吃进 1～2 千克馒头和两碗菜,或吃光 6 人份的饭菜;②暴食发作中进食速度很快,可用"狼吞虎咽""风卷残云"来形容;③所吃的食物多为平时严格控制的"发胖"食物,如蛋糕、面食、含大量脂肪的食物等;④有强烈的失控感,在暴食发作时会有不可抗拒的进食欲望,一旦开始暴食,不仅很难自动停止,而且很难被他人阻止,常以腹胀满、疼痛或者筋疲力尽而结束;⑤患者常掩饰自己的暴食行为,患者对于自己的暴食发作充满内疚、自责、羞愧、耻辱的情感,常是偷偷进行。

顾名思义,暴食症最重要的症状就是反复发作的暴食,若要诊断为暴食症,还需要满足以下 3 个标准:①暴食发作时会出现进食速度比正常时快,进食直到不舒服的饱腹感出现,在不饥饿的时候进食大量食物,因进食过多感到尴尬而单独进食,进食后常感到厌恶自己、内疚或抑郁;②对暴食感到明显的痛苦;③在 3 个月内平均每周至少出现 1 次暴食。

特别提醒

贪食症及暴食-清除型厌食症患者也会有反复发作的暴食,但与暴食症的区别主要在于后者并没有暴食后的抵消行为。

（亢　清　陈　珏）

51. 食欲好或贪吃是贪食症吗

虽然贪食症患者表面上看起来是"食欲好,喜欢吃或贪吃",而贪食症并非字面意思的"贪吃"，若要符合诊断，需要满足以下 4 个方面：①频繁的暴食发作；②暴食后的抵消行为，以防止体重增加，常用的抵消行为有用手指抠吐或自发呕吐、过度运动、禁食，滥用泻药、灌肠剂、利尿剂、减肥药（包括食欲抑制剂、加速机体代谢的药物等），当食物被清除或消耗掉后，又可产生暴食行为，继之采取各种抵消行为，如此反复；③暴食和抵消行为同时出现，在 3 个月内平均每周至少 1 次；④自我评价受到体重和体形的过度影响。

特别提醒

在暴食-清除型厌食症的患者也有可能有"贪吃"症状，这些患者除了满足神经性厌食的诊断标准外，还存在反复发作的暴食以及暴食后的抵消行为症状。这部分患者与贪食症患者的主要区别在于，前者存在明显的体重减轻，而大多数贪食症患者体重在正常范围内。

（亢　清　陈　珏）

52. 减肥容易得厌食症吗

在当今"以瘦为美"的社会中，越来越多的人会通过减肥来保持身材。若减肥控制不当，可能是会有一部分人患厌食症。

减肥成功需要超常的毅力，并不是所有减肥的人都会减肥成功，也并不是所有减肥的人都会患厌食症。常见的减肥方式有节食、运动、服用减肥药或泻药，这些行为方式在厌食症患者中也较常见。当减肥的人达到以下程度时，就很可能得了厌食症，需要到专业的机构咨询就诊。①减肥使体重显著降低到正常范围（甚至影响到身体健康）；②在低体重时仍然强烈害怕体重增加；③自我评价受到体重和体形的显著影响。

（亢　清　陈　珏）

53. 为什么有人经常暴饮暴食，却吃不胖

如果一个人经常暴饮暴食，却吃不胖，这并不是一件值得高兴的事情。反复发作的暴饮暴食最常见于厌食症、贪食症、暴食症，但是除了暴食症外，厌食症和贪食症患者的体重多不会高出正常范围。

对于厌食症患者来说，暴饮暴食是暴食-清除型患者的症状，也就是说，这些

厌食症患者在暴饮暴食后，经常会用一些抵消行为（手指抠吐或自发呕吐，过度运动，禁食，滥用泻药、灌肠剂、利尿剂、减肥药）来阻止体重增加。贪食症患者也会出现和暴食-清除型厌食症患者类似的暴饮暴食和之后出现的抵消行为，这两者的主要区别在于贪食症患者的体重大都是在正常范围内的，而厌食症患者通常体重过低。

（张静洁　陈　珏）

54. 厌食症、贪食症容易复发吗

厌食症和贪食症都是慢性、难治性疾病，当经过治疗症状痊愈后，在某些情况下，有些患者会出现症状反复、疾病复发。对于贪食症患者来说，他们最难忍受的是失去控制，回到以前的不良习惯并不停地吃。大部分厌食症患者则担心进食后体重不可控的增加。在康复的过程中，他们也会害怕再次陷入进食障碍中，所以如何预防复发很重要。

先需要去除复发患者的病耻感。对于那些进食行为出现退步的孩子，家长可以告诉他，进食表现有退步是可以接受的，也是正常的。此外，家长也需要向孩子保证并不会因为他们复发而发怒，要表现得更加关心他们。接下来，要告诉你的孩子，你们将一起探讨并分析复发的原因。家长们最好要记住每个可能导致复发的细节，并且去了解是哪种行为或想法使孩子们再次产生进食问题。

防止复发的第一点就是再次按照已制定的食谱进食，如果你的孩子已经出现暴食或者厌食等情况，你应该鼓励他马上回到食谱的饮食结构中；其次需要制定详细的食谱，和孩子商量并按照他的想法来完善食谱；同时，也需要找出食谱的不足之处，如果能和孩子一起来找出食谱的哪些方面可以更加完善，那将对预防复发有很大帮助。如果你觉得你孩子的复发情况很严重或者很频繁，已经无法独自处理了，比如复发超过 1 个月，孩子很努力却收效甚微，这种时候你可能会需要专业医生及专家的帮助。

（亢　清　陈　珏）

55. 厌食症需要心理治疗吗

厌食症是一种严重的心理行为问题，其病因和发病机制涉及生物、心理、家庭、社会文化等多因素，治疗均需采取各种形式的心理治疗，从个体、家庭及更大的系统角度进行干预。药物治疗对神经性厌食疗效不肯定，心理治疗为主要的治疗方法，而且心理治疗可以提高患者的治愈率、巩固疗效和防止复发。目前常用于厌食症的心理治疗有家庭治疗、认知行为治疗、精神动力治疗、团体治疗等。

家庭功能的失调在神经性厌食患者中极为普遍，这也使家庭治疗成为主要治疗手段之一。目前，家庭治疗是针对青少年神经性厌食研究较多的一种心理治疗之一。许多研究都显示，青少年患者对家庭治疗的反应良好，常常可以避免住院治疗。

目前有证据证明，认知行为治疗对厌食症有一定的疗效，会使神经性厌食患者的某些特定方面产生改变。例如，暴露和认知挑战会使患者的体像障碍症状发生改变。

虽然单独采用精神动力性心理治疗并不是进食障碍最有效的心理治疗方法，但对进食障碍患者的精神动力学理解将有助于我们理解患者症状的成因及其意义，这是所有心理治疗的基础。

厌食症患者具有一些明显的特性，例如，他们存在一些独特的感受、人际信任缺乏、低自尊以及无能感，还有对营养物质和自己身体的扭曲看法，尤其适宜于从团体心理治疗中获益，运用团体治疗的方式来纠正是很有希望的。

（亢　清　陈　珏）

56. 哪些心理治疗方法对贪食症有效

目前认为，认知行为治疗是对贪食症最有效的治疗，与其他心理治疗（主要指人际心理治疗、行为治疗）和药物治疗相比，有着更优的疗效和更好的依从性，能够显著减少贪食及清除行为，改善患者对体形、体重看法，同时能够改善其他的共病症状，如情绪障碍等，长期的随访观察（平均 5.8 年）显示能够巩固疗效。

认知行为治疗和人际心理治疗对贪食症的疗效相当，人际心理治疗能持续减少患者的精神症状，改善其低自尊和社会功能问题，只是这两种治疗的时间节点和影响不同。英国、澳大利亚与新西兰发布的进食障碍指南均提出，人际心理治疗是唯一一项能替代认知行为治疗且有明确循证证据支持的治疗神经性贪食的心理治疗方法，但应告知患者人际心理治疗需要较长时间才能达到效果。

（亢　清　陈　珏）

57. 厌食症可以通过手术治疗吗

目前尚未有研究报道证实，厌食症可以通过脑外科手术治疗好转。厌食症是与生物、心理和社会文化密切相关的、复杂的多因素疾病，因此对厌食症的治疗需在全面评估的基础上进行综合性治疗，治疗方式常采用心理治疗结合营养治疗，必要时辅助药物治疗。虽然临床中会对厌食症患者进行大脑磁共振检测，也有很多关于厌食症患者的脑功能研究报道，但并未发现患者的大脑存在器质性损害，并没有直接进行外科手术的依据。

（亢　清　陈　珏）

58. 贪食症有药可救吗

许多贪食症患者长期处于冲动暴食-控制体重这对矛盾的行为当中，常伴有内疚感、情绪低落、羞耻感，这种强大的心理负担使得贪食症患者相比厌食症患者更愿意主动寻求外界帮助，即"治疗动机"更为强烈，因此贪食症患者也格外关心"贪食症能治好么？贪食症有药可治么？"这类问题。正如神经性厌食一样，贪食症的病程也表现出慢性化和容易复发的特点，但贪食症普遍预后较厌食症好，且对现有治疗手段反应更好，死亡率更低。

目前心理治疗仍是治疗神经性贪食的首选治疗方式，但不同于厌食症，抗抑郁剂对神经性贪食效果较好，如氟西汀对于不满体形、过度克制饮食等症状有改善作用。根据不同的临床表现，其他可供选择的药物还有托吡酯、舍曲林等，与心理治疗联合应用，将有助于进一步提高疗效，减少复发。

（李　亚　陈　珏）

59. 暴食症怎么治疗

相信每一位康复的暴食症患者都不愿意回到曾经毫无节制吃东西的生活状态，"吃得太撑"确实是一种很糟糕的体验，长期暴食还会导致肥胖及一系列代谢综合征，由暴食产生的罪恶感对于患者的心理也是一种很大的负担。暴食症患者多是由内在心理紊乱外化到进食行为问题上，压力过大或情绪问题常是诱发暴食的重要因素，因此其治疗主要以心理治疗为主，可根据患者的具体情况选择家庭治疗、个体治疗、团体治疗等手段,帮助患者建立起健康的饮食规律,改善对体形、体重的负性认知,处理促发暴食障碍的因素,如负性情绪、负性应激生活事件等,改善人际关系,巩固疗效,预防复发。只有当暴食障碍患者对心理治疗的反应不佳或存在其他严重的精神科疾病时,才考虑加用药物治疗。药物治疗主要以抗抑郁剂为主,可辅以食欲抑制剂等,可短期内减少患者的暴食行为。

(李　亚　陈　珏)

60. 厌食症需要住院治疗吗

　　厌食症患者谈"住院"色变,认为自己只是"不想吃饭"而已,根本不需要如此大动干戈。在专科医院进行门诊治疗和住院治疗的主要区别在于治疗强度,住院治疗的患者将得到更加全面和稳定的营养支持、精神科和内科治疗,躯体和心理行为方面的康复更加迅速有效。因此,住院治疗适用于已经在门诊经过充分治疗而体重仍在下降的患者,或身体出现严重营养不良、水电解质失衡等各项危及生命的异常表现,但患者仍抗拒治疗的情况,以及有严重精神科合并症患者。住院治疗可分为封闭式和开放式治疗,前者环境封闭,对患者约束力强,主要适用于对自己病情缺乏清晰认识,抗拒治疗的患者;而开放式病房自由度较前者高,更多依赖患者的自觉配合。总而言之,选择住院或门诊治疗应当根据患者所需要的治疗强度、整体躯体状况、心理状况、行为、配合程度而定,切忌单以一个体重指标作为判断标准。

(李　亚　陈　珏)

61. 贪食症可以完全康复吗

　　贪食症患者较厌食症更具有矛盾、冲突的心理特征,一方面认识到自身的异常心理状态,另一方面对于这样的心理状态仅依靠自己的力量又无力逃脱,容易在一次又一次的暴食-清除恶性循环中丧失信心,陷入更深的负面心理中。正如厌食症那样,贪食的病程也具备慢性和易复发的特点,但值得注意的是,贪食症的预后普遍较厌食症好,近50%的患者可以完全康复,33%的患者状况有所改善,20%患者发展为慢性病程。这种预后的差别取决于患者病情轻重、是否伴发人格问题及家庭支持情况等。心理治疗中认知行为情况与症状的改善和恢复状况密切相关，约有一半患者可通过接受认知行为治疗达到完全康复，剩余的患者大多数症状也得到了改善，因此早期采取心理干预对于贪食症患者十分必要。另外，由于贪食症较厌食症对药物治疗反应好，因此药物治疗也是不错的选择，可心理治疗基础上配合药物治疗。

（李　亚　陈　珏）

62. 厌食症患者如何配合医生治疗

厌食症患者的配合程度和预后好坏密切相关，但由于厌食症疾病本身的特点，患者很难对自身状况有清晰认知，大多数人即使知道自己是患病状态，但此时由于限制进食引发的大脑功能、心理行为的一系列改变使患者存在和治疗目的矛盾的行为，虽然口头答应配合治疗，但落到行动上则仍然在暗自控制体重的增长，其根源在于顽固的怕胖观念。因此，厌食症患者先要争取来自家庭或朋友及营养师的支持，让更多人的力量来帮助康复，使医生制订出的营养治疗方案能够得到监督、落实。另外，还要消除自身对于该疾病的种种理解误区，如厌食症可以单靠意志力或单靠行为改变、恢复。事实上，治疗的成功主要依靠患者本人对治疗的主观感受来评价，情绪和行为的改变更具有参考价值。

（李　亚　陈　珏）

63. 发现自己得了厌食症怎么办

我国厌食症发病率逐年增高，越来越多的人通过公共媒体、学校教育等途径了解到该疾病，很大程度上提高了潜在的厌食症群体对自身疾病的认知度，促使这类人群从对自身状态的漠视中转变思维。一旦染病，坦然地面对问题是第一步，承认和接受，理解自己与生俱来的弱点和缺陷，认识到厌食症的危害性，主动寻求解决问题的方法，和家人及朋友深入交流，这些对厌食症的康复十分重要。选择专业的进食障碍门诊或心理机构就诊，与医生、治疗师、家属之间形成治疗联盟，共同商讨制订治疗计划。在饮食方面，尽可能做到定时定量，可以减少与疾病相关的焦虑，规律进食以减少饥饿感，避免暴食及暴食后的补偿行为发生，从而保持体重稳步增加。

（李　亚　陈　珏）

64. 如何安排厌食症患者的日常饮食

　　家长的目标是让孩子重新找回他失去的合理饮食的能力，并且要知道什么时候他已经吃得够多了。在这场正常化饮食的"战争"中最重要的武器是饮食计划。首先，你的孩子需要一日三餐，三餐结构要包括有碳水化合物、水果、蔬菜、蛋白质、脂肪等营养物质。每天要有2～3次点心餐，要适量。建议在饮食中加入一些"零食"，这种食物必须比较纯净。零食其实是一种战略，可以帮助克服暴食的坏毛病。每餐间隔3～4个小时，孩子需要首先按照饮食时间表吃东西，其他的日程计划都是围绕着它展开的。同时定期称体重是十分必要的，通常每周1次，在同样的条件下称，这会给孩子带来自信，同时也有助于检验饮食计划的成效，随时加以调整。

（李　亚　陈　珏）

65. 厌食症患者什么时候可以开始重新锻炼

　　过度运动和限制饮食是一对如影随形的"姐妹"，过度运动是厌食症患者的惯例。对于病重的厌食症患者，错误的运动管理会引起严重后果，这点很重要，因此需要医生、家庭成员、患者共同确定运动规划。体重严重下降且心血管系统严重异常的情况下，应禁止厌食症患者参加所有运动。如果体重以合理的速度增长，适当的运动是允许的。家长在参与制订运动规划时，应充分了解孩子的运动程度、运动能力及运动极限，规划出最合适的运动量，同时应该根据体重增长速度来调整计划。判定女性厌食症患者重新开始运动的时机，应基于她的躯体状况及体重增长情况，其中一个标志就是月经恢复正常。如果患者的健康状况尚未达到医学上的要求，但并未过度运动，且即将达到增重目标时，可以开始适当运动，总的原则是要确保运动不妨碍体重的增长。

（李　亚　陈　珏）

66. 孩子的进食问题与父母有关吗

　　很多进食障碍的父母见到医生总是会问："我的孩子为什么会得这个病，她们的进食问题跟我们会有关系吗？"相关的研究表明，父母在孩子进食问题的发生发展中起非常重要的作用。

我们认为，一般进食障碍家庭的父母对子女过度保护，事事安排妥当，包办替代，在养育过程中注重提供好的物质条件，强调子女言行举止的完美，遇到事情要求子女克制，而忽略了子女表达自身想法和感受的需要。随着年龄的增长，尤其是青春期的女孩，渴求自由、独立、自主，拒绝进食可能成了她们表达想法或希望从父母手中取回主动权、寻求自我独立的一种手段。另外一种说法认为，进食障碍是因为家庭不稳定，各成员间缺乏解决问题的方法，家庭成员尤其是夫妻间存在矛盾。孩子通过疾病使父母关注自己，从而避免了家庭矛盾恶化。另外，如果父母一方非常注意自己和子女的形体，子女可能会将母亲的形体视为样板而效仿或刻意追求母亲的进食习惯。

但是，并不是说子女得了进食障碍，就一定跟家庭有关。进食障碍的发病是多因素的，其中还包括生物学因素(基因)，心理因素(对体形不满意，个性特征如完美主义等)及社会文化因素(同伴压力，媒体影响及被虐待经历)等。

(黄　烨　陈　珏)

67. 家庭环境在孩子进食问题中起怎样的作用

家庭是孩子生活中最重要的一部分，父母的支持及家庭关系的改变对孩子进食问题的康复至关重要。

(1) 父母可给孩子提供最有力的支持。进食障碍的康复可能出现恶化、反复等曲折的过程，孩子因经验不足，在康复过程中出现的体重不增、情绪波动等都会在很大程度上动摇孩子治疗的信心。在此过程中，父母能够安慰孩子，让他们从悲观、焦虑等心理状态中走出来，保持稳定的心理状态，使康复治疗过程平稳、有序进行，父母可以帮助青少年克服消极、被动的心理状态，保持积极心态和主动性。

(2) 父母需要帮助孩子进行饮食及运动管理。患进食障碍的孩子因怕胖想瘦的观念根深蒂固，在康复过程中出现的体重增长会让他们无所适从、紧张、焦虑，他们会千方百计减少进食，加大运动。作为父母应坚定立场，对应该摄入的食物种类、数量，运动时间、强度都要严格把控，立定契约，奖惩分明。

(3) 家庭关系的改变至关重要。在康复中父母需要审视自己的家庭关系，是不是以前给孩子的自由太少？是不是夫妻关系不和谐给他们带来了影响？主动从自己身上找原因，把家庭关系先改善好了，很多问题可能就迎刃而解了。

（黄　烨　陈　珏）

68. 家庭治疗对进食障碍会有效吗

很多父母在带孩子进行治疗的过程中，对于开展的家庭治疗表示疑惑："家庭治疗是什么？它对我孩子的病会有效吗？"答案是肯定的。

早在 20 世纪 50 年代就开始的进食障碍的家庭治疗，是以整个家庭为对象来规划和进行治疗的一种心理治疗方法，它把焦点放在家庭成员之间的关系上，而不是过分关注个体是怎么想的、做过什么等。它通过改变家庭成员之间的不良互动方式，从而达到改变个体心理行为问题或者症状的目的。长期的研究结果证实了家庭治疗的效果。国外学者曾运用家庭治疗对 53 例患进食障碍的青少年进行了为期 2 年 7 个月的持续研究，发现有 86% 的青少年得到了康复。另一项对 42 例神经性厌食的女性青少年进行的 4.5 年家庭治疗研究表明，近 2/3 患者达到正常体重并恢复了月经。我国的临床工作者也多次将家庭治疗运用到对进食障碍青少年患者的治疗实践中，并取得一致的良好效果。可见，家庭治疗在对儿童和青春期神经性厌食患者的治疗中具有难以取代的作用，家庭治疗能有效维持儿童和青少年的体重增长，促进女性患者月经的恢复，使得儿童和青少年维持稳定的生长发育。

（彭毅华　陈　珏）

69. 孩子不吃饭，父母该怎么办

每次接待进食障碍的家庭时，总是会被问："我的孩子不吃饭，我想过了很多办法，甚至打骂，都没有用，我们越是着急孩子越不吃，我们该怎么办？"显然，让孩子吃饭成了这些家庭最需解决的问题。

首先，父母要摆正自己的心态，我们需要明确进食障碍是一种疾病，而并不是孩子故意不吃饭，因为长期的进食减少、胃肠功能减弱，进食后的确会出现明显胃胀、便秘等不适。如果孩子因此哭闹、发脾气，其实是孩子被疾病"控制"了，我们需要理解他们，关心他们，而不能单纯指责或打骂他们。其次，父母需要有足够的耐心，并适当降低对孩子进食的期待，能敏锐发现孩子点滴的进步，哪怕今天只是比昨天多吃一口饭，也应给予积极鼓励及赞赏。我们需要尽量对孩子的行为给予正性的评价，让孩子能够切身感受到他的努力被看到了。最后，与孩子立定契约，明确奖惩机制。父母作为孩子进食的最主要管理者，需保证孩子进食的营养均衡，与孩子商议哪些食物必须要吃，哪些食物可行自行选择，如果孩子能按规定的种类及量进食，可以奖励外出旅游、买东西等。如果没有做到则需要服用等量的营养素作为替代。在进食前双方达成协议，可避免进食过程中双方过度纠缠，影响进食行为。

（黄　烨　陈　珏）

70. 如何早期识别孩子的进食问题

在门诊经常会遇到父母带一个非常瘦的孩子进来，开口就很自责地告诉我们："医生，以前从来不知道有这个病的存在，只是觉得孩子可能是压力大或者肠胃功能不好，才吃得少，总想过几天就会好。可是，孩子的情况却越来越糟糕，我要是能早点发现他有这个病就好了。"

的确，早期识别孩子的进食问题可有效地阻断疾病的发生及营养不良的发展。父母可通过下面几点来识别：①孩子开始持续地关注进食、食物或运动。可能孩子之前每天按时吃饭，不挑食，也不爱运动，但是突然有一段时间他吃东西前会上网查能量表，会关注哪些运动会消耗更多的能量。②孩子坚持要跟家庭其他成员吃不一样的食物。比如在家一起进餐时，孩子坚持只吃少油的蔬菜，不吃米饭，不吃肉类。③在无法运动的情况下会显得很有压力。在下雨天或因为意外情况不能运动时，孩子会坐立不安，急切寻求可能的运动方法。④时刻关注体重，每天多次称重。例如，原本不称重的孩子，近期会多次在进食、运动或其他情况下称重，且情绪会随着体重的增减出现波动。⑤频繁地在进食后进厕所。有些贪食症的孩子进食大量的食物，在怕胖的心理影响下会呕吐或服用导泻药物。如果孩子在一段时间内反复出现上述行为，请引起注意并及时与孩子沟通，必要时寻求专业人员的帮助。

（黄　烨　陈　珏）

71. 孩子的进食问题对父母有什么影响

很多父母会告诉医生："自从孩子生了这个病，我们家庭就彻底变了，所有的精力都围绕孩子的吃饭问题，工作也没有办法安心。"的确，对于孩子的疾病，最担心的莫过于父母,疾病对父母的影响大致有以下几个方面。

(1)父母的工作、生活被彻底打乱,情绪受到影响。在孩子进食障碍的发展过程中,随着体重的下降及营养缺失,孩子的身体状况逐步恶化,出现闭经、心律失常、脱发等,都会对父母产生巨大的冲击。父母变得紧张、焦虑、失眠、情绪失控,极度焦虑时甚至会打骂孩子,变得无心工作,带孩子到处求医,工作生活受到严重影响。

(2)夫妻关系恶化。很多父母在孩子疾病恶化时容易相互指责对方,比如妻子常常会抱怨丈夫对孩子不关心,才导致孩子生病。丈夫也会觉得委屈,认为自己辛苦挣钱,妻子却连孩子也带不好。夫妻极有可能爆发争吵或持续冷战。还有一种情况是针对孩子治疗,夫妻意见不一致,一方严格要求,一方不忍心,也会导致夫妻相互指责。

(3)父母内疚自责。孩子生病后,很多父母会充满了内疚自责的情绪体验。内疚自责的情绪会弱化父母帮助孩子解决问题的能力,不仅孩子的问题解决不好,父母的情绪也会受到影响,危害自身健康。

(黄　烨　陈　珏)

72. 父母如何配合进食障碍的治疗

"民以食为天",可是对进食障碍的青少年,食物却成了"大问题"。很多青少年因病反复就医、住院,父母感觉身心俱疲。下面给父母一些建议。

(1)耐心一些,不要奢望会有快速恢复的奇迹。由于进食障碍发病机制复杂,异常的进食行为及其背后的心理问题比进食行为更重要,需要更长时间和更多耐心去矫正。

(2)给孩子治疗的空间,不必过多询问治疗过程中的每一个环节,要让孩子感到自己有处理问题的能力。

(3)设定清晰的界线,不要因为孩子的病影响了整个家庭的生活规律和节奏;不要让孩子觉得父母拿他当病人。比如,不要在他暴食呕吐后帮他打扫卫生,坚持让他自己打扫,让他领悟自己的行为导致的后果需要自己去承担;也让他在父母的规范引导下,知道什么是正确的和该做的,什么是不正确的和应该避免的。

(4)合理处理与孩子的冲突,心平气和地表达自己的不满,可以批评他的行为,但千万不要上升到人品的高度。否则,孩子不能正确评价自己,或者认为自己一无是处，或者干脆和父母对着干，这样都会让治疗陷入恶性循环。

（5）审视自己的家庭关系。是不是以前给孩子的自由太少？是不是家庭生活不和谐给孩子带来了影响？主动从自己身上找原因，把家庭关系先改善好了，有助于很多问题的解决。

（黄　烨　陈　珏）

73. 在家如何帮助孩子管理进食

很多父母总是会问医生："我的孩子在家里不肯吃饭，我想了很多的办法都没有用，我能做些什么帮助孩子多吃一点东西？"很多青少年在住院期间能按照病房规定，按时按量进食，但一回到家中就不再按规定进食，与父母"捉迷藏"，千方百计减少进食。

首先，明确告知孩子：在你生病期间，所有的食物必须由我们来准备。父母可决定进食的种类与数量（优先考虑孩子爱吃的食物），也可以适当地给孩子一些"自主权"。比如，与孩子商定，他可以选择三样不吃的食物，其他食物必须要吃。也可适当让孩子选择烹调方式。其次，除三餐外，在三餐间需加一定量的水果、奶制品等点心，比如 200 克水果，200 毫升酸奶或一小块蛋糕等。最后，与孩子商定，建立适当的奖惩机制，如孩子每天需进食多少食物，如全部吃完，可奖励适当的外出散步机会或自主用餐一次。如若未按规定吃完，需接受一定的惩罚，如进食等量的液体营养素或剥夺一次外出散步的机会等。

孩子因为长期的进食减少，导致胃肠功能减弱，进食后可能出现胃胀、嗳气、腹痛等症状。父母应仔细观察，耐心安慰，积极鼓励，必要时寻求专科医生的帮助，直到孩子胃肠功能恢复，体重稳步增加。

（陈　珏）

焦|虑|和|强|迫|

74. 焦虑障碍有哪些类型

焦虑障碍不是一种单一的疾病,而是一大类疾病的总称。

(1)惊恐障碍:经历反复和无法预期的惊恐发作后,持续担心再一次出现惊恐发作或惊恐发作时的某些表现(如感到就要死去或发疯了)。

(2)广场恐惧症:对一些难以逃避、窘迫或得不到帮助的情境(如公共汽车、剧院等公共场所,或黑暗空旷的场所)的焦虑、恐惧,并且因此而产生的回避行为。

(3)社交焦虑症:在社交的场合中出现害羞、局促不安、尴尬或害怕出丑,不能在别人的注视下进行一些简单的操作活动(如演讲等)。

(4)广泛性焦虑障碍:对生活的诸多方面都有过度和持续的担心,包括家庭、健康、工作或经济状况。

(5)创伤后应激障碍:在遭受或目睹重大心理创伤事件后发生(如地震、火灾、交通事故、强奸、暴力事件等),表现为内心反复体验创伤、多噩梦、易惊醒、持续性警觉性增高和对与创伤有关的人或物的回避,以及对创伤经历的选择性遗忘和对未来失去信心。

(陈　珏)

75. 焦虑症与什么因素有关

引起焦虑症的生物学因素有生化、遗传等因素。生化方面,如 5-羟色胺、去甲肾上腺素、神经肽等,这些物质的水平过高或过低容易引起焦虑。遗传方面,同卵双生子焦虑症的同病率(即双生子中一人患焦虑症,另一人也患焦虑症的概率)达到 50%,而异卵双生子同病率只有 2.5%;家族中如果一人患有焦虑症,两系三代的亲属中同样患焦虑症的人的概率要比普通人群高。因此,近亲中有焦虑症患者,患病的风险比较高。

心理有关因素包括性格内向、胆小、羞怯、敏感、多疑、孤独、怯懦等,这类人易患有焦虑症；此外，还与应对方式有关，应对的方式越健康，焦虑症越不容易找上门。

社会因素主要指的是环境因素，使人产生应激，也就是令人感觉一定压力的环境，即我们所说的不良生活事件、容易让人产生不愉快情绪的负性社会事件，容易诱发个体产生焦虑症。

另外，健康状况不是太好的人和孕妇也容易患焦虑症。孕妇体内的激素水平发生了变化，心理上又要面对抚育孩子的问题，担心、害怕自己不能胜任，就会产生心理压力。诱发孕妇产生焦虑的现实的问题比较多，加上个人特殊的生理状态，容易产生焦虑，但不一定会变为焦虑症。若是孕妇焦虑一直得不到缓解，一直担心，如孕妇体检中发现了一些轻微异常导致孕妇终日惶恐不安、反复检查，就需要引起注意。

因此，是否容易患焦虑症主要取决于个性基础和环境的压力大小。一个人若是天生具备焦虑症的遗传素质，再加上从小养育的环境不当，会造成个体易感性，在以后的生活当中，遇到了挫折、过度的压力、不良的生活事件，就会诱发焦虑症。

（陈　珏）

76. 如何治疗焦虑症

一旦出现焦虑状态，具体要看焦虑状态是否影响工作、学习、生活。若是没有影响工作、学习、生活，或是自己可以调节的话，也未必一定需要纠正，因为焦虑本身是人的一种自发的保护机制，适度的焦虑对人尚具有积极的意义。治疗是因为焦虑对社会功能产生了影响，社会功能的第一层次，也就是最基本的生活自理，第二层次是工作、学习、生活以及家务劳动功能，第三层次就是人际交往功能。有些人可能没有影响工作、学习、生活，可因为他紧张焦虑了，他回避与人交往，这就影响了他的人际关系。

面对焦虑情绪首先要坦然，不要觉得一有焦虑就是不正常，出了大问题。若是能找到原因，就不要那么害怕与恐惧。其次，要根据原因积极预防，积极调整，不要逃避。例如一些失眠的人，躺在床上会不由自主地担心自己睡不着，结果越担心越紧张，越睡不着觉。因此，当一个人对自己有了一定的了解，他就会针对原因进行干预，通过调节生活节奏、调节压力，就会慢慢好起来，要有信心。调节能力会随着应对事物增多、经验增多而增强，就好像这次挑了 5 千克的担子，逐步适应后，慢慢就可以尝试挑 10 千克、20 千克的担子了，人的能力就是如此锻炼出来的，不要一有焦虑就觉得非常糟糕。但如果感到自己不堪重负，就要及时暂停，调整一段时间以后再来面对问题。感到焦虑时，也可以做一些适当的放松活动，如深呼吸、做瑜伽、自我催眠、散步等。

若明确诊断为焦虑症，首先考虑心理治疗，在心理治疗效果不显著的情况下，考虑心理治疗合并药物治疗。确实有些药物对于焦虑症非常有效，如具有抗焦虑作用的抗抑郁剂，因为其没有成瘾性、疗效好，比较受欢迎，但其起效慢，至少 1～2 周。起效快的阿普唑仑、劳拉西泮、氯硝西泮等苯二氮䓬类药物可以快速缓解焦虑，半个小时即可发挥作用，但是有成瘾性，服用 2 个月以上可能会有依赖性。一般短期用 2～3 周，同时联合用具有抗焦虑作用的抗抑郁剂，等抗抑郁剂开始发挥功效后，再慢慢减少苯二氮䓬类药物的剂量。

药物治疗同时进行心理治疗，有助于缓解焦虑症状、预防复发，对焦虑症有效的心理治疗有行为治疗、认知行为治疗、精神分析、森田治疗等，需由经过专业培训的心理治疗师来做，每周 1～2 次，每次 45 分钟，至少在 10～20 次，甚至更久时间。

（陈　珏）

77. 如何预防焦虑症复发

焦虑症的预后还是比较好的，因为可以药物治疗，效果也比较好。从心理治疗来讲，焦虑症的发病原因比较清楚，并有行为治疗、认知行为治疗、精神分析、森田治疗等多种心理治疗手段，从住院患者的恢复情况来看，焦虑症的治疗效果是比较好的。

预防焦虑症的复发，一是用药治疗时，需要一定的巩固和维持治疗时间，即使病情好转，也需要巩固维持治疗半年到 1 年时间。二是需要了解自己焦虑的原因，通过自己的领悟，调节自己的生活方式、应对方式。

有些焦虑症与家庭因素有关，治疗时需要合并家庭治疗，家庭问题得到处理，焦虑症有可能得到缓解，甚至还可以起到预防复发作用。

焦虑症与生活事件有关，很多患者都是在生活事件后出现焦虑症的。例如，一位女患者，刚退休时整天一个人待在家里，感觉孤独，不久出现急性焦虑发作（惊恐发作），并频繁发作；等她丈夫退休了，可以在家陪伴她了，她的焦虑发作就明显减少了。另一位老先生因妻子患病去世，患上了广泛性焦虑，终日担心自己唯一的亲人——女儿会离开他，紧张不安，并不断打电话询问工作中的女儿是否安全，甚至不让女儿出差。

只要是不良的生活事件，都会对人的情绪产生影响。对焦虑症患者，家人不要苛责、埋怨、批评，要试图理解患者，多陪伴、鼓励患者，耐心地解释、开导一段时间，并帮助其维系一个安全稳定的环境、扩大社会支持网络，不但能预防、减缓焦虑症的发生，也有助于预防复发。

（陈　珏）

78. 突然感觉要死了，是怎么回事

生活实例

刘女士，38 岁，公司职员，最近两年因工作变动，经常出现心烦意乱、头昏头痛、做事无耐心、与人争执；担心儿子身体不好、担心自己被老板解雇等；因尿频在多家医院检查，未见异常。一次回家途中，突感心慌、心悸、呼吸困难、大汗淋漓，极度恐惧，瘫软于路上，被路人叫"120"送某医院急诊，经过全身系统检查未发现异常。此后发作频繁，每次持续 10 多分钟，有濒死感，多次到医院检查，均未见异常。

这是一位典型广泛性焦虑伴惊恐发作的患者，起初出现的类似心烦意乱的表现往往不被人们当成一回事，或者是被当成其他的内科疾病，特别是心内科的毛病。事实上这些表现是典型的焦虑障碍的症状，是较为常见的一种心理疾病。

（陈　珏）

79. 哪些焦虑对人体有害

普通意义上的"担忧"与"焦虑"并不是一回事。在日常生活中，我们所体验到的焦虑或担忧是一种正常的情绪反应，适度的焦虑情绪有利于我们集中精力、发挥才能，甚至有些比赛、考试、遇到危险的情况下出现的高强度焦虑，也可通过增强人们的觉醒和反应速度而有益于发挥潜能。那么，哪些焦虑的情况对人体

有害，应该引起我们的重视和警惕，并及早做些准备呢？

（1）焦虑的具体特点及严重程度。病理性的焦虑往往是人们由于感到精神活动的能力受损，从而产生焦虑、烦恼或恐惧，或为各种躯体的不适感所苦恼，相关检查又不能发现相应器质性病变或躯体疾病。如果焦虑长期处于高水平，就可能明显地出现疲倦、易受惊吓、紧张、头痛或全身肌肉疼痛、难以集中注意力进行现有的活动、便秘或腹泻、尿频、入睡困难或易醒，感到手足无措或不能应对，感到抑郁或沮丧，社会或职业功能受损。如果有以上的问题，证明焦虑的严重程度已经开始妨碍日常生活了。

（2）焦虑的原因。病态的焦虑往往并没有明确的焦虑对象，或者你对别人不会担忧的情况产生了过度的焦虑，也就是说病理性焦虑的原因与其强烈的紧张、焦急、惊骇等情绪反应相比是不相称的，而且有时候患者自己也认为这是不合理的、不现实的和令人烦恼的，这就是焦虑障碍的一个可能的信号，也是其区别于普通焦虑的特征之一。

（3）焦虑情绪持续的时间。如果达到焦虑障碍的程度，并且这种特定的反复出现的焦虑、恐惧持续时间较长（一般超过 3 个月），或者是突然发生的异乎寻常的恐惧和紧张不安的内心体验，即惊恐发作频繁发生（每月至少有 3 次，或首次发作后担心再次发作的焦虑持续 1 月），则要引起重视，通常焦虑障碍的病程迁延，如不经治疗，往往以后 5 年内的变化不会太大。

（陈　珏）

80. 焦虑障碍是不是"大惊小怪"

焦虑障碍是一类常见的心理疾病，虽然该类疾病至今病因尚未完全明了，但如果能够及早发现、及早治疗，大部分患者可以在半年至一年中基本痊愈。如果不及时治疗，听之任之，则病程有慢性化趋势，且容易有明显的波动。若病程超过 1 年，则慢性化可能性大，其痊愈率则会降低为 10%～15%，给患者、家庭及社会带来了不良的影响。

近年来，各种检查手段的临床应用使得焦虑障碍的早期识别率得到了提高，相应的治疗方法也得到了改善。除了传统的药物外，一些新型的药物也在临床中获得广泛应用，各种心理治疗也越来越多地在治疗中发挥重要作用，包括认知行为治疗、心理动力性治疗、森田治疗以及团体治疗、家庭治疗等，焦虑障碍治愈率较之前有了明显提高，治疗中也会针对个体的差别制定相应的治疗方案。总而言之,焦虑障碍是常见病而不是什么"奇怪"的病,如果早发现早就诊,完全可以治疗,且有很好的预后。

(陈　珏)

81. 得了惊恐障碍会疯吗

牛先生得了一种怪病,无明显原因地突然有胸闷、气短、呼吸急促,同时有心慌、手脚麻木,感到自己快要疯了,就要大祸临头、死到临头,常惊恐万状、大声呼救。"120"救护车送其到医院急诊室,几分钟后,他的症状消失;医生检查后,未发现有心脏病。但牛先生害怕一人在家,夜间也不敢睡觉,担心一人在家会发病、睡着了会死掉,就再也醒不来了。

牛先生患的是一种急性焦虑症,又叫惊恐障碍,是一种急性焦虑发作,是不会"疯"的。急性焦虑发作(惊恐发作、惊恐障碍)一般有如下表现:①濒死感或失控感。在正常的日常生活中,患者几乎跟正常人一样。一旦发作(有特定触发情境,如封闭空间等),患者突然出现极度恐惧的心理,体验到濒死感或失控感。②出现胸闷、心慌、呼吸困难、出汗、全身发抖等。③一般持续几分钟到数小时,发作开始突然,发作时意识清楚。④极易误诊。发作时,患者往往拨打"120"急救电话,去看急诊。尽管患者看上去症状很重,但是相关检查结果大多正常,因此往往诊断不明确。发作后患者仍极度恐惧,担心自身病情,往往辗转于各大医院,做各种各样的检查,但不能确诊,既耽误了治疗也造成了医疗资源的浪费。

(李永超)

—— 专家简介 ——

李永超

李永超,上海市杨浦区精神卫生中心主任医师。上海市医师协会精神科医师分会委员,上海市医院协会理事,上海市医学会行为医学专科分会委员。

擅长各种精神疾病诊断与治疗。

82.　什么是强迫症

强迫症是常见的精神障碍之一,在普通人群中的终身患病率为 1%～3%。强迫症以无法控制的强迫思维和强迫行为为主要临床表现,常伴随焦虑和抑郁,发病早,呈慢性病程,因治疗缓解率低,严重影响患者的社会功能和生活质量,被认为是世界十大致残性疾病之一。目前强迫症的病因尚不明确,与生物、社会和心理因素有关。

强迫思维是反复持续出现的不必要的想法、冲动或意向,这些观念往往是闯入性的,常能引起我们的焦虑。

强迫行为是反复出现的动作(如强迫洗手、排序、检查)或思维化的强迫行为(如祈祷、计数、默念等)。患者常感到不得不去执行强迫行为以减轻强迫思维带来的痛苦,强迫行为不仅仅是外显的动作,也包括内隐的想法。

目前国内外公认的强迫症治疗方法是应用 5-羟色胺再摄取抑制剂(SSRIs)进行药物治疗和(或)认知行为治疗。认知行为治疗时,最常用的是暴露反应预防技术,即对强迫思维要暴露和面对,对强迫行为要中断。

(范　青)

83.　身边有强迫症患者，怎么相处

强迫症患者在家反复洗手、反复检查等强迫行为时,有时还会要求家属一起完成。当家属下班回家感觉很累时,本想好好休息一下,但怕脏的强迫症患者就会要求家属清洗,甚至是全身衣服换掉并且洗好澡之后,才能进卧室。这个时候,家属的负面情绪很可能会被激发,与患者发生冲突,这无益于问题的解决。因此,作为家属或同事,除了要知晓强迫症的相关知识,还需觉察自己面对强迫症患者时的情绪,并学会如何管理自己的情绪,而不是陷入负面情绪中。我们通常处理负面情绪的办法包括宣泄法、倾诉法、镇静法、转移法等。

(范　青)

84.　如何帮助强迫症患者

最重要的就是和强迫症患者进行沟通。通过沟通,可以了解患者的症状特

点,区分强迫思维和强迫行为(如果有困难,可以咨询专业人员)。通过沟通,可以了解患者能接受的相处方式。比如,有的患者希望他在出现强迫行为时,家属能更包容和理解,而不是责备,甚至打骂,家属要尊重患者的意愿。这里要提醒的是,尊重和理解不代表纵容。根据强迫症最有效的心理治疗方法,即暴露反应预防疗法的机制,对强迫思维要暴露和面对,对强迫行为要中断。如果患者在家很难自行管理强迫行为,且也不希望家属参与,就需要专业人员的帮助。如果患者希望家属一起帮忙去减少和克服强迫行为,家属可以在力所能及的范围内参与患者的日常行为管理。

(范　青)

行｜为｜与｜性

85. 老年人如何保持性兴趣

随着年龄的增长，老年人的性功能也会发生变化。老年女性停经后会出现泌尿生殖组织萎缩、阴道润滑不足，激素分泌减少也可能使部分女性的性欲减退。大部分男性 50 岁以后也开始出现性反应变慢、勃起不坚、勃起持续时间不长、达到性高潮所需刺激更强；随着睾酮水平下降，不仅伴随有性欲和性功能的减退，同时还存在有骨骼密度的降低及肌肉松弛。这些变化是渐进性的，其发生速率因人、因时而异。对于年龄相关性功能变化的理解，性伴侣性功能、健康状况，与性伴侣之间的关系，对性兴趣的影响可能更大。保持和维护老年人的性兴趣需做到以下几点。

（1）纠正错误的性观念，如性生活只是为了生育、老年人无生育能力就可以不要性活动、对性有兴趣的老人是"老不正经"等。

（2）学习性知识，了解男女性反应的差异，通过性技巧，缩小性差距。尤其是绝经后的妇女，规律性生活可延缓绝经后的阴道萎缩。

（3）增加主动性，这不仅可以保存一定的性能力，还能延缓性衰退。

（4）调整性活动的模式，如性交时间在传统上都在夜间入睡前，而对于中老年来说，在清晨更为合适。另外，老人的性活动不应该是单纯的性交，还可以是非性交的性活动。

（黄　楠　陆　峥）

86. 什么时候适合开始性教育

人类对性并非"生而知之"，而且不同的社会文化对于性有着不同的行为规范，因此性是"习而知之"的，是需要教育的。从生到死，各年龄段均有相应的性问题需要学习，而儿童期的性教育是终身性教育的基础。儿童可塑性强，较少羞怯和偏见，最能自然接受性知识，引导正确对其成长有益。人类青春期的形体变化常使个体产生困惑，若在童年期进行性教育，一则可事先提供信息，再则有了童年期的启蒙教育,遇到问题就会发问,而不致陷入"道听途说"或"问道于盲"的境地。青春期的月经初潮、首次遗精等性问题,常因突然发生而产生性焦虑,儿童期开始性教育可以提前告知,做到"有备无患"。

童年期是人生的重要阶段,在生理上经历生长与成熟,心理上由依赖过渡到独立自主,早期社会化又是走向社会的第一步,在此期间开始性教育将会终身受用,而且有益于身心健康和健全人格的养成。

特别提醒

性教育不是等到孩子长大了才能讲,儿童早期的性教育在很大程度上决定了孩子今后一生的"性认同感"。孩子性意识的引导应该从娃娃抓起,只有这样,孩子才能正确认识性。

（黄 楠 陆 峥）

87. 看到陌生男子暴露生殖器怎么办

反复在陌生异性面前暴露自己生殖器,以满足引起性兴奋和性满足的强烈欲望的行为称为"露阴癖"。一般仅见于男性,露阴者有反复或持续地向陌生人(通常是异性)暴露自己生殖器的倾向,总是伴有性唤起及手淫,但没有与遭遇者性交的意愿或要求。一般地说,遭遇者越是惊慌失措,露阴者越能感到性兴奋。

遭遇到此种情境,若表现得惶恐不堪,甚至惊叫、逃跑,会使露阴者获得性兴奋和性满足,从行为学习的观点看,露阴行为受到正性强化。相反,若对其厉声斥责,使其落荒而逃,则是一种负性强化,起到行为治疗中惩罚疗法的作用。

特别提醒

碰到这种情况,遭遇者不要惊慌失措,而是给予严厉批评并报警,这样可以弱化或者停止此类病态行为。如果伴有强奸企图或触摸拥抱等行为,则不应视为"露阴癖",而属于流氓犯罪。

（黄 楠 陆 峥）

88. 手淫会致病吗

手淫是一种常见的自慰性性行为,表现为用手作用于生殖器官,以自我获得的形式引起类似性交时产生的快感或性兴奋。手淫主要发生在青少年时期，已婚成人或老年人群中也存在。手淫是一种自限性性行为，它不侵犯他人，以自身为对象。对于一个意志正常的人来说，这种行为是可以自控的。

手淫行为有自身愉悦的功能，可以获得自身强化，由此分为习惯性与未成习惯性。如果习惯性手淫任其发展，可能会过多地耗费精力而影响学习、工作乃至健康，再加上罪恶感和心理负担，会引起各种神经症的症状，如焦虑不安、恐惧、抑郁等，极度羞愧又无法自拔者，甚至可能出现极端行为。

手淫本身对人体没有伤害，建议习惯性手淫者少看刺激性的电影和图书，积极阅读有正面意义的书籍，加强自身修养，加强体育锻炼，并积极参加社会活动，减少手淫的频率。

特别提醒

对有手淫习惯的青少年，不宜严加指责，应适度把握，予以心理疏导，帮助他们建立减少手淫的信心与决心。切不能用夸大、恐吓的办法，否则会加重他们的心理负担。

（黄楠陆峥）

89. 如何看待"伟哥"带来的"性"福

治疗男性勃起功能障碍的口服药物"伟哥"（西地那芬），在我国获批上市后，的确给千百万患者带来了福音。然而，如果仅仅是不应期的延长，对"伟哥"类药物使用应谨慎。不应期是生物钟对人体本能的调节，也就是说，你的生理指标达不到性生活的要求，这时靠药物，比如"伟哥"作用，生殖器官能勃起了，就如同困了喝咖啡有了精神一样，那是对生命的欺骗。偶尔一次两次还无所谓，时间长了，对药物有了依赖性，不仅是损耗生命，更会导致本身的性功能也得不到正常发挥。

"伟哥"类药物作用就像用皮筋勒住手指，让血不能回流，时间长了会怎么样？你看见的是手指皮肤变紫，肉体的感觉就是发麻。可想而知，对阴茎是没有多少好处的。当然，如果因为性功能障碍，导致性欲望长期得不到宣泄，可以在医生的指导下，适当使用。

（黄楠陆峥）

90. 同性恋倾向是怎么形成的

有些男孩在青春期时发现自己和旁人有所不同,当同伴们都在议论异性的外表,渴望与心仪的女生开展一段恋情时,他们对潇洒英俊的男性更有兴趣,这就是我们常说的同性恋或同性爱。这是人类性心理中一种重要且并不罕见的特殊现象。

怎么会形成同性恋倾向的呢?主要有先天与后天两种说法。多数学者认为,同性恋的发生与生物、社会心理因素有关。双胞胎中一个是同性恋者的话,另一个也是同性恋的概率超过 20%,同性恋者体内性激素水平也与异性恋者有明显差别。在儿童 3～5 岁性心理发展关键阶段,幼儿会对异性家长产生强烈的依恋之情,并对同性家长产生"敌意",如儿童在此阶段遭受心理创伤,这种"恋父情结"或"恋母情结"会潜藏在意识里,影响成年后的性取向。如果一个人在与异性交往中有过惨痛经验,异性恋情感得不到正常的发展,而同时又受到同性的诱惑,也会产生同性恋倾向。同性环境如监狱、修道院、军队等与异性完全隔离的小环境也容易促使同性恋的形成。

特别提醒

面向同性恋者的健康工作主要提供心理支持,以提高该人群的心理健康水平和社会适应能力,通过宣传教育减少感染和传播疾病的高危行为等。通过面向大众进行有关反歧视教育,利用法律等改变不利于群体的社会环境等。

(徐 逸 陆 峥)

91. 为何有人想改变性别

在不同的文化背景下,都有部分人会对自己的生物性别或社会角色性别感到不适及不满,并寻求改变自己性别的方式。

性别身份是指人们对自己是男性还是女性的内在感知和自我认识。大多数人在 3 岁左右开始建立,较大程度取决于个人是按哪种性别进行养育,与生物因素无关。如果一个遗传意义上的女孩子一直作为男孩抚养,当她面临青春期的乳房和其他第二性征的发育时,可能有强烈愿望改变这些女性特征,认同性别是男性。如果儿童外貌偏中性,养育方式并未倾向男性或女性,那么他们的性别身份形成不强烈，在以后的生活中性别身份可能改变或混乱。强烈持久的跨性别身份认同和对既定性别身份的长期不适感，即为性别身份障碍。性别身份障碍的个体表现为渴望异性的生理特征、性特征或社会角色。在决定改变性别时，他必须要意识到家庭、职业、人际关系、教育、经济、法律等的现实后果。现实生活体验就是让他在决定改变性别时提前感受现实变化和后果，以在日后的生活中能够成功解决可能出现的问题，只有成功完成现实生活体验才能进入到下一步治疗。

（徐　逸　陆　峥）

92. 心理因素会影响性生活吗

许多人在性生活开始前会有很多的担忧，如技不如人、对方不能被唤起、早泄，以及对方不满意等。如果担忧过度，会出现一系列生理反应，最显著的是汗液的分泌增加、心率加快和呼吸频率加快。男性交感神经的兴奋会促使精囊腺和射精管平滑肌收缩，引起射精，紧张时可引发早泄，影响性生活。生活或工作压力大造成的焦虑或抑郁，也会影响性唤起的程度与性高潮的时间，在男性出现勃起功能障碍或早泄，在女性则会出现性欲下降、性唤起困难等。

要减少或避免心理因素对性生活的影响，可以通过有效沟通，在生活中增加对彼此的了解，提升自信心，减少性生活的害羞与焦虑。理性看待自己的性能力，不要因为几次失败或者不和谐的经历而对性生活产生恐惧。同时要疏解生活或工作的压力，保持身心健康和规律作息，最终拥有和谐美好的性生活。

（齐安思　陆　峥）

93. 女性更年期后还能有性生活吗

女性更年期一般在 45～50 岁，更年期之后性激素水平发生变化，随之出现各种不适症状，如情绪易波动、潮热出汗、性欲低下、阴道干涩等。处于更年期或更年期之后的女性，依然有享受正常性生活的愿望。

首先，更年期后女性雌激素水平下降，阴道分泌的液体减少，在性行为中容易产生疼痛和裂伤，在性生活中可以适当使用润滑剂，并在性生活前做好准备，延长爱抚时间，避免粗暴急躁，以减少性生活中不适感。其次，更年期后女性阴道的酸碱度改变，阴道抗菌能力普遍下降，性行为前后应更加注意卫生与清洁，避免妇科炎症的发生。再次，更年期后女性的性欲下降，可以适当减少性生活的频率，以次日身心愉悦、不感到疲劳为标准。同时，提高性生活的质量，与伴侣积极沟通生理变化与生理需要，增加彼此的理解并增进感情。最后，社会心理因素在更年期女性的性生活中扮演了重要角色，女性应当保持乐观自信，消除心理压力。良好的心态既能增进夫妻感情，也能使女性产生另一种魅力。

特 别 提 醒

更年期不应成为女性享受性生活的"分水岭"，只要保持健康的心态，掌握正确的方式方法，更年期之后一样可以享受高质量的性生活。

（齐安思　陆　峥）

94. 哪些情况会影响女性性生活

第一种是遗传或先天性的疾病，也可以是疾病所致的性欲望低下，如特纳综合征（先天性卵巢发育不全）、肾上腺疾病、两侧卵巢切除术、骨盆区放化疗后卵巢功能衰竭（导致过早绝经）等。第二种与容貌体形差和自信不足有关，如乳房发育不全、多毛或其他隐疾。第三种与既往的性创伤有关，如被强奸、乱伦和早年性交疼痛等。第四与精神疾病有关，如情感障碍，特别是抑郁发作，这要通过仔细的精神检查才能确定。第五是有性指向性障碍，促使其对异性缺乏或减弱性爱倾向。还有就是接受了错误的性教育，如有些孩子自幼就受到"性是下流肮脏的"教育，对性有厌恶情绪，再加上性知识的缺乏，就形成了鄙视性的观念。这些孩子长大后可以与异性进行正常的人际交往，但当交上异性朋友、涉及婚娶或性关系时就可能感觉不自在。

（管晓枫　陆　峥）

95. 性欲减退怎么办

治疗性欲减退的主要方法是减轻焦虑，认识性兴奋是自然出现的。目前较常用的治疗方法是性感集中训练，这是由美国当代性权威、妇产科学家玛斯特斯和心理学家约翰逊夫妇创立的，也是治疗多种性功能障碍快速而有效的办法，一般分为四个阶段。

第一阶段（3～5天）：夫妻双方要对性的基本知识有大概了解，尤其是男女性反应的周期特点，不同的性表达方式及如何唤起性兴奋等，一般需要医生的讲解。为了消除对性活动的焦虑状态，夫妻最好分开居住，同时进行一些简易放松训练。

第二阶段(3～5天)：进行非性器官的身体及情感交流。夫妻双方应互相拥抱、接吻和抚摸全身，但注意不要抚摸乳房和性器官。可用亲昵语言进行交流，并体会由此带来的皮肤快感和情感享受。目的是提高身体各部分的感受，而不是为了唤起或满足性交的需要。

第三阶段(2～3天)：应用性器官的抚摸和"手淫技术"，夫妻双方都要寻找自身性器官的最佳刺激点。当通过自身对性器官的刺激而达到最佳性快感后，应彼此抚摸性器官，可通过"手把手"方式使对方的操作恰到好处。这个阶段仍不要性交，应尽量体会心身的欣快感，逐渐把性感集中到性器官上。

第四阶段(4～5天)：治疗性的性交活动，体验其中的性快感，完成一次系统性治疗。

特别提醒

治疗性欲减退的主要方法就是认识性兴奋是自然出现的，要减轻忧虑。大家可通过相关影视剧对性感集中训练进行初步了解，通过医生科学指导可使夫妻在性生活中尽快消除焦虑，在循序渐进地学习正确性行为的过程中，使性功能的自然性逐渐恢复，功能障碍也会逐渐消除。

（管晓枫　陆　峥）

96. 他为什么要偷女性内衣裤和长丝袜

偷女性内衣裤和长丝袜可能是恋物症。恋物症属于性指向障碍，不是一般意义上的精神病，而是一种性心理障碍。一般仅见于男性，所恋物均为异性身体直接接触的物品，如胸罩、内裤、内衣、丝袜、头巾、发夹、香水等，用以引起性兴奋。这类人的性动机不是指向某一个人，而是指向代表某人的物品，这种物品称为崇拜物。患者通过玩弄、抚摸、亲吻这些物件，甚至借助这些物品进行手淫，以达到性高潮。为了取得所想要的物体，恋物症者可能采取偷盗，甚至攻击的犯罪行为。这种犯罪行为产生的兴奋和紧张通常增加了其刺激性。

产生恋物症的先决条件，可能是偶然接触到某一特殊物体时产生强烈的情绪体验，从而引发了性兴奋和性高潮，大多数情况发生于手淫的幻想时。另一种可能是属于一种不良适应行为的一部分，这些不良适应涉及对自身男性气概和性能力的怀疑，并害怕遭受拒绝和羞辱。

治疗上主要应用认知疗法和行为疗法，特别是采用厌恶疗法或系统脱敏疗法治疗恋物症，可取得比较理想的疗效。

特别提醒

恋物症客观上构成"惯窃行为"，但偷的东西价值一般不大，是由于明显的异常心理冲动所驱使，行为控制能力往往明显削弱，应属部分责任能力，在给予拘留等法律处理后，仍应给予治疗和心理纠正。

（管晓枫　陆　峥）

97. 性幻想正常吗

性意识是指个人对男女之异、两性需求及可能形成种种交互关系的感知和认识，随精神发育与性发育而完善。最早的性意识表现在辨别、区分男女不同的体态或服饰，进而联想到自己的性别归属，这便是性别统一性认识。3 岁后，性意识向全面认识男女特征发展，伴有相当大的性好奇。直到青春期发育，正常青少年的性好奇都是强烈的，导致对性知识的渴求。性成熟后，性意识的主旋律转向性欲满足，内心产生求偶、婚恋的意愿。有了性经验后，性意识中较多地开始对性行为的探究，主要出于对提高生活质量的要求。

性意识伴有性活动内容便可形成性想象。如果这样的性想象明显不符合现实情况，便是性幻想。性想象是性欲要求的产物，是构成主体性满足的客观可能性，乃至实现性满足的性意识运作。因而性想象开始于性成熟，与个人精神活动活跃程度成正比。婚前的性成熟男女，有丰富的性想象和性幻想是正常的，如会有连环画般的白日梦出现。婚后，性想象对于性唤起与提高性活动质量均有裨益。手淫过程中一般都伴有性幻想，个别人仅凭纯粹的性幻想便可达到性高潮和性满足，即典型的意淫能力。但性想象的滥用会损及心理健康，许多性欲倒错障碍的形成与怪异的想象定势相关。

（管晓枫　陆　峥）

98. 早泄有哪些心理因素

（1）性经验。不管自己和伴侣现在的性快感和性表现如何，男性早期的性经历都会对他们的性观念有根深蒂固的印象。大部分时候,性经验对以后的性活动都是有帮助的,可以更好控制和延长射精,并拥有性技巧。射精提前的男性,可能因为性活动频率过低,长时间缺少性活动,性刺激感受性增加,而且缺少学习控制射精的机会,因此很容易出现射精。

(2)焦虑。主要来源于男性对自己的表现不自信,感到没有吸引力,不能满足伴侣的性需求,尤其是年轻者对这些期待更明显。焦虑情绪经常产生大量的适应不良,如男性不现实的期待,聚焦于自己的性反应,从而忽略很多来自伴侣的信息。射精提前的男性焦虑情绪较高。

(3)性唤起。射精提前的男性在性心理受到刺激下具有超性唤起能力,也有研究显示他们的性能力被低估。射精提前可能是性唤起问题,而不是射精过程的问题,而性唤起水平受到很多因素影响,如性兴趣、伴侣的刺激和吸引、场景以及期待等。

(4)伴侣关系。许多性功能障碍的积累和维持因素在早期就已经表现在伴侣关系中,性关系的质量与婚姻或伴侣关系的质量相辅相成,互相影响,密不可分。

特别提醒

早泄的原因非常复杂,除社会心理因素外,还与病理生理性因素及夫妻关系有关。不良的夫妻或伴侣关系可导致心理幸福感下降,这对生理功能会有潜在的影响。

(管晓枫　陆　峥)

99. 什么是性施虐症和性受虐症

性施虐症是对异性性对象施以肉体或精神上折磨以取得性快感和性满足的变态行为。性受虐症指需要通过别人给自己造成身体痛苦和精神痛苦,来获得性快感和性满足。

夫妻间的性虐待,常常因为妻子(极少数是丈夫)不堪忍受而主动提出离婚。经过检查而确诊患有性施虐症时,则应教育或劝说其接受心理治疗(往往需要夫妻双方同时接受心理治疗),假如性施虐者坚持不改,则可作为判决离婚的合法理由。

由于施虐行为侵犯他人的人身安全,因此施虐者常成为精神疾病司法鉴定的对象。由于施虐者在施虐时意识清楚，具有正常的判断能力，能辨清自身行为的性质与后果，因此应对其行为负责，触犯刑法时不能免于法律责任。

（管晓枫　陆　峥）

100. 性交疼痛怎么办

因性交疼痛影响性生活质量，是不少人的困扰。女性性交疼痛的原因大致可分为器质性（如生殖系统、泌尿系统的疾病或先天畸形）或非器质性（如阴道润滑不足、前戏不足、心理因素等）。性交疼痛的常见器质性因素为尿路感染以及生殖系统感染，应尽早治疗。在非器质性因素中，最常见的是阴道润滑不足或肌肉不够放松。阴道润滑不足常见因素有性唤起不足、内分泌失调等，解决方法可以是与男方进行良好沟通，充分前戏准备，使心理放松并达到充分性唤起，或是使用非油性润滑剂进行充分的润滑。男性也可能出现性交疼痛，如生殖器感染、病变等，或是性交姿势导致了生殖器损伤。

不仅异性之间的性行为可能出现疼痛，同性之间的性行为也可能出现因润滑不足或肌肉不够放松而引起的疼痛不适。尤其是男性同性行为，润滑不足除了造成痛苦，更可能因为出血而提高感染性传播疾病的风险。

性爱是两个人的事，若要提高双方对性生活的满意度，要进行良好的沟通。男方应当多体谅女方的情感，女方也不必对性事羞于启齿。在同性性行为中，保持润滑和放松肌肉是非常重要的。

（陈诗恩　陆　峥）

101. 夫妻多久同房一次才算正常

美国性学专家提出了一个公式：即性爱频率＝年龄的首位数×9，如年龄在 20～29 岁，性爱频率为 2×9＝18，也就是说适合的性爱频率为 10 天内 8 次性生活。年龄在 30～39 岁，性爱频率为 3×9＝27，代表适合的性爱频率为 20 天内 7 次性生活。性生活太过频繁，有时不利于生殖系统的健康，如女性易患阴道炎，男性易致体质状况变差、性器官"过劳"，诱发性功能障碍、不反应期过长、多次后满意度降低等。人与人之间存在个体差异，且在不同年龄段的性欲水平与身体条件都不尽相同，不可过于强求。

许多人不仅对同房多久一次感到困惑，对一次多久也感觉焦虑。从医学的角度看,阴茎插入阴道至射精的时间短于 2 分钟为早泄。若时间少于 2 分钟可通过正规渠道进行咨询,切莫听信民间偏方,伤身伤财。想延长性交时间、提高性生活质量,可与伴侣之间多多交流,分享事后感受,不必羞于启齿,有时变换花样,添加些生活情趣,更能增进感情。

同房多久一次、一次多久因人而异,毕竟性生活不是拼业绩,比起次数多寡,彼此对性生活的满意程度更重要。

特别提醒

伴侣之间的情感交流比起性交频率和维持时间更宝贵,同房后互相爱抚、耳边细语,后嬉也是很重要的!

(陈诗恩　陆　峥)

行为与老年性痴呆

102. 什么是老年性痴呆

曾经有位好朋友和我说过，那年他和爷爷下象棋，没想到的是，从小输到大的他，那一次竟然赢了爷爷。他开心极了，觉得自己可厉害了。后来他才知道，原来不是自己长大了，而是爷爷"变小"了……

在我国，阿尔茨海默病有一个非常简单粗暴的代名词——"老年痴呆"。所谓的老年性痴呆，最常见的是阿尔茨海默病，这是一种中枢神经系统原发性退行性变的疾病，主要表现为逐渐的认知功能减退，即痴呆综合征。阿尔茨海默病通常起病于老年期或者是老年前期，多数为缓慢起病，逐渐进展。过去认为，该病仅仅发生于老年前期，因此称之为早老性痴呆。后来的研究表明，老年性痴呆乃至健康老人的脑组织中存在着与阿尔茨海默病相同的病理改变，仅仅是程度的不同。因此，在 20 世纪 70 年代以来，国际上就达成了一种共识：将 65 岁以前发病的称为早发型阿尔茨海默病，65 岁以后发病的称为晚发型阿尔茨海默病，有家族遗传倾向的称为家族性阿尔茨海默病，没有的则称作散发性阿尔茨海默病。

由于脑血管病变而引起的血管性痴呆是老年性痴呆的第二大原因，仅次于阿尔茨海默病。发病的年龄多在 50～70 岁，男性略多于女性。还有一些其他原因引起的老年性痴呆，如正常压力脑积水、额颞叶痴呆、克雅病、麻痹性痴呆等。

（申 远 梅馨纯）

— 专家简介 —

申 远

申远，主任医师，博士研究生导师，同济大学附属第十人民医院精神心理科主任、精神医学教研室主任。中国心理卫生协会心身医学专业委员会委员，中华医学会行为医学分会委员，中国医师协会精神科医师分会委员。

专长为老年认知功能障碍和心身医学的研究，擅长诊治各类神经症、心身疾病，尤其是焦虑、抑郁、睡眠障碍、夫妻关系、儿童青少年情绪及行为障碍的家庭治疗。

103. 患了老年性痴呆会有什么表现

中国人对于阿尔茨海默病的公众知晓率已高达 96.16％，但仅有 19.79％的人可以正确识别疾病的初期症状。阿尔茨海默病主要表现为认知功能下降、精神症状和行为障碍、日常生活能力的逐渐下降。早期为轻度痴呆期，表现为记忆减退，对近事遗忘突出，即对于刚发生的事记不住，却能记得十几年前发生的事情；判断能力下降，患者不能对事件进行分析、思考、判断，难以处理复杂的问题；面对工作或家务劳动漫不经心，不能独立进行购物、经济事务等，社交困难；尽管仍能做些自己熟悉的日常工作，但对新的事物却表现出茫然难解，情感淡漠，偶尔激惹，常有多疑；出现时间、定向障碍，对所处的场所和人物能做出定向，但是对所处地理位置定向困难，复杂结构的视空间能力比较差，有些老年人会出现找不到回家的路等情况；言语词汇少，命名困难等。

中度痴呆期表现为远、近记忆严重受损，简单结构的视空间能力下降，出现时间、地点定向障碍；在处理问题、辨别事物的相似点和差异点方面有严重损害；不能独立进行室外活动，在穿衣、个人卫生以及保持个人仪表方面需要帮助；计算不能；出现各种神经症状，可见失语、失用和失认；情感由淡漠变为急躁不安，常走动不停，出现尿失禁。

最后发展为重度痴呆期。这个时期，患者已经完全依赖护理者，严重记忆力丧失，仅存片段的记忆；日常生活不能自理，大小便失禁，呈现缄默、肢体僵直，有强握、摸索、吸吮等原始反射。

（申　远　梅馨纯）

104. 老年性痴呆有哪些前兆

老年性痴呆在早期就有些异于平常的表现，若及时发现，有助于早期发现并给予相应治疗，具体包括以下几点。

（1）记忆障碍：记忆障碍出现于早期，尤其是近事记忆障碍，几十小时甚至数分钟前发生的事情都无法回忆。在日常生活中，表现为"丢三落四""说完就忘"，反复提相同的问题或反复述说相同的事情。

（2）语言障碍：找词困难往往是老年性痴呆患者最早出现的语言障碍，主要表现在说话时找不到合适的词语，由于缺乏词汇而表现为空话连篇；或由于找词困难而用过多的解释来表达，最终变成唠唠叨叨。

（3）视觉空间技能障碍：不能准确地判断物品的位置，有些痴呆患者在疾病的早期就可能在熟悉的环境中迷路。

（4）书写困难：因书写困难而导致写出的内容词不达意，如写信不能写清含义，这常是引起家属注意的首发症状，特别是一些文化修养较好的老人。

（5）失认和失用：失认是指患者不能辨认物体，尽管此时对物体的触觉或视觉要素都能辨认；失用是指虽有正常的活动能力与主观愿望，但不能执行已经学会的有目的的行动。检查老年性痴呆患者的失用和失认很困难，有时难以将其失用和失认与由于失语、视空间技能障碍和遗忘所造成的后果区别开。

（6）计算障碍：在早期可表现为购物时不会算账或算错账。

（7）判断力差，注意力分散，概括能力丧失等。

（8）精神障碍：早期可表现为以自我为中心、躁狂、幻觉妄想、抑郁、情绪不易控制、性格改变等。

（9）性格改变：在一部分患者中非常显著，多变得极为敏感、多疑或非常恐惧，或变得越来越暴躁、固执。

（申　远　梅馨纯）

105. 怎么防治老年性痴呆

据 2014 年的数据，中国有超过 90％ 的阿尔茨海默病患者没有得到过诊断。即使在美国，也有超过一半的阿尔茨海默病患者或其护理者没有从医生处得到诊断通知。对于阿尔茨海默病的诊断，要询问病史、进行神经检查及简短的智力测验。基本检查有神经心理测试、血液常规、生化检查、甲状腺功能、脑部磁共振检查等。

阿尔茨海默病治疗以对症治疗为主，也就是我们常说的"治标"，控制伴发的精神病理症状。很多家庭有老年人，我们每个人也都会变老，"老"是痴呆最重要的危险因素。85 岁以上的老人中每 3 人就有 1 人可能患有痴呆。

有研究表明，独居、内向、文化程度低、长期使用铝制餐饮用具、有痴呆阳性家族史、有头部外伤史、高血压、有抑郁症病史、长期过量饮酒、吸毒、长期职业暴露等都是痴呆的易患人群，应进行定期筛查。

在预防方面，我们应该提高自我保健意识，养成良好的生活习惯，积极戒除不良的生活习惯，认真按医嘱治疗高血压等慢性病。应养成良好的用脑习惯，不断学习，培养业余爱好，多与人接触，拥有社会支持群体，坚持生活自理，最大可能获得个人的满足与尊严。益智药或改善认知功能的药可以改善认知功能，延缓疾病进展。

胆碱能系统阻滞能引起记忆、学习的减退，与正常老年人的健忘症相似。如果加强中枢胆碱能活动，则可以改善老年人的学习记忆能力。因此，胆碱能系统改变与阿尔茨海默病的认知功能损害程度密切相关，拟胆碱治疗目的是促进和维持残存的胆碱能神经元的功能。这类药主要用于阿尔茨海默病的治疗。

脑血管扩张剂可以扩张脑血管，增加脑皮质细胞对氧、葡萄糖、氨基酸和磷脂的利用，促进脑细胞的恢复，改善功能脑细胞，从而达到提高记忆力目的。如有焦虑、失眠症状，可考虑用短效苯二氮䓬类药，剂量应小且不宜长期应用，警惕过度镇静、嗜睡、言语不清、共济失调和步态不稳等不良反应。增加白天活动有时比服安眠药更有效。同时应及时处理其他可诱发或加剧患者焦虑和失眠的躯体病，如感染、外伤、尿潴留、便秘等。

阿尔茨海默病患者中不少人伴有抑郁症状。抑郁症状较轻且历时短暂者，应先给予心理治疗、社会支持、环境改善等，必要时可加用抗抑郁药。抗精神病药有助控制行为紊乱、攻击性和幻觉与妄想。但应使用小剂量，并及时停药，以防发生不良反应。

由于发病因素涉及很多方面，绝不能单纯地药物治疗，临床细致科学的护理对患者行为矫正、记忆恢复有着至关重要的作用。对长期卧床者，要注意定时翻身擦背，防止压疮发生。对兴奋不安患者，应有家属陪护，以免发生意外。要注意患者的饮食起居，不能进食或进食困难者给予协助或鼻饲。

（申　远　梅馨纯）

106. 痴呆也会有幻觉妄想吗

刘阿婆今年 65 岁，因为大闹邻居的婚礼而被送到了精神病院。原来，她得了老年性痴呆，产生了嫉妒妄想，认为邻居的新娘子与自己老公有染，所以才在对方结婚的时候上门吵闹。痴呆患者会出现幻觉、妄想、怪异行为等一系列异常的精神行为，其症状表现与一般精神病患者有所不同。

认为物品被窃或被藏匿是最常见的妄想。严重时确信有人入室偷窃，并倾听或与偷窃者对话。有些患者由于失认而认为自己的家不属于自己，常要求回家，认为自己的配偶或亲人系别人装扮而发怒。少数患者认为配偶不忠。还有的患者认为有陌生人住在家里，死去的亲人仍活着，别人企图伤害自己，自己仍没有退休而要求工作等。患者的妄想往往不系统、结构不严密，时有时无，按传统的精神病学的妄想分类常有一定困难。

此外，可出现各种幻觉，以视幻觉多见。常见的视幻觉是看见偷窃者或入侵者、死去的亲人等。偶尔在没有视幻觉的情况下，可"听"到偷窃者或死去的亲人说话，也可有其他言语性幻听。嗅幻觉和味幻觉较少见。

（肖世富　王　涛）

——专家简介——

肖世富

肖世富，主任医师，教授，博士研究生导师，上海交通大学医学院附属精神卫生中心老年一科主任，上海交通大学阿尔茨海默病诊治中心主任。中国医师协会老年医学科医师分会副会长，中国心理卫生协会心理评估专业委员会副主任委员。

在阿尔茨海默病的发病机制和临床药物干预方面研究成果突出。

107. 痴呆老人性情大变是怎么回事

痴呆患者可以出现各种异常的情绪和行为，最常见的包括以下几点。

（1）抑郁情绪：约1/3痴呆患者伴有抑郁，表现为情绪低落、沉默寡言、不愿与人交往、不喜欢外出等。尽管痴呆患者抑郁症状比较常见，但真正符合抑郁发作标准的较少，尤其是中重度痴呆患者。轻度痴呆时焦虑较常见，患者可能担心自己的工作和生活能力，还可能担心自己的钱财、健康和生命等。少数可有情绪不稳、易怒、激惹、欣快等情感障碍。痴呆较重时，情感平淡或淡漠日趋明显。

（2）攻击行为：包括语言攻击和身体攻击，最常见的是骂人、违抗或抗拒别人为其料理生活，使得洗澡、穿衣等变得非常困难。其他攻击行为有咬、抓、踢等。虽然可出现多种攻击行为，但造成严重伤害的事件极少见。

（3）活动异常：因认知功能下降，可出现多种无目的或重复活动，如反复搬移物品，反复收拾衣物，将贵重物品收藏在不恰当的地方。有些患者收集垃圾或废物。不少患者出现"徘徊症"，表现为整天不停漫步、跟随照料人员或晚间要求外出等，有些表现活动减少、呆坐，少数患者有尖叫、拉扯和怪异行为。怪异行为有时与患者的病前职业或业余爱好有关。

（4）生物节律改变：表现为晚上苏醒次数增加，白天睡眠增加，最后睡眠节律完全打乱，表现为白天睡觉、晚上吵闹。患者的行为异常在傍晚更明显，称日落综合征。

（肖世富　王　涛）

108. 如何处理痴呆者精神行为症状

治疗精神行为症状的目的是希望减轻症状，增加患者、家属或照料者的舒适感和安全性。临床主要应用药物治疗痴呆的精神行为症状。治疗时应明确症状类型，以便选择合适的药物。是否使用精神药物应根据患者的痛苦水平，和症状对患者及照料者的危害程度来判断。如痛苦和危险程度很小，常只需心理支持和分散患者注意力就足够了。如症状使患者很痛苦或伴随激越、冲动攻击行为，使患者或他人处于危险之中，则有药物治疗的适应证。不管使用什么药物治疗，都须对疗效进行认真评价并根据病情合理调整药物。治疗痴呆精神行为症状的药物主要有抗精神病药、抗抑郁药、抗焦虑药和胆碱酯酶抑制剂。

抗精神病药主要用于治疗精神病性症状，如幻觉、妄想、冲动攻击行为等。抗精神病药大致可以分为传统抗精神病药和新型抗精神病药。常用的传统抗精神病药有氯丙嗪、奋乃静、氟哌啶醇、舒必利等。新型抗精神病药主要有氯氮平、利培酮、奥氮平、喹硫平等。

抑郁是痴呆患者的常见表现，有效的抗抑郁治疗能改善认知功能和患者的生活质量。伴抑郁的痴呆患者即使不符合重度抑郁诊断标准也应考虑药物治疗。各种抗抑郁药的疗效差异不大，有效率多为 70%～80%，但不良反应差别很大。

抗焦虑药主要为苯二氮䓬类药，用于焦虑、激惹和睡眠障碍的治疗。

胆碱酯酶抑制剂是一类经严格临床试验证实能改善痴呆认知功能的药物。越来越多的研究表明，胆碱酯酶抑制剂能改善痴呆的精神行为症状，但宜从小剂量缓慢增加至治疗剂量，以减少不良反应。这类药的主要不良反应有恶心、呕吐、腹泻、头晕、睡眠障碍等，与胆碱功能亢进有关。

（肖士富　王　涛）

109. 吸烟与老年性痴呆有关系吗

世界卫生组织在 2014 年发布了《烟草使用知识概述》报告，公布了一项研究结果，确认吸烟是导致阿尔茨海默病（老年性痴呆）的危险因素，全球约有 14％的老年性痴呆可归因于吸烟。由国内科学家联合英国、美国科学家共同完成的一项调查显示，60 岁以上吸烟和被动吸烟人群罹患重度老年性痴呆的概率达到 13.6％，远高于不接触烟的人群的 8.9％。

我国有研究人员曾经选择山西、广东、黑龙江、上海和安徽 5 个省（市）的 5 921 名 60 岁及以上老年人，调查他们是否有吸烟经历、吸烟地点及持续时间等。其中，吸烟者有 2 153 人，不吸烟者 3 768 人。调查结果表明，达到重度痴呆综合征标准的有 626 人（10.6％），中等水平的有 869 人（14.7％），其中吸烟组达到重度老年性痴呆的有 292 人，发病率达到 13.6％，没有吸烟组的发病率约为 8.9％。调查结果还表明，吸烟时间越长、程度越强，罹患老年性痴呆的可能性就越大。吸烟或被动吸烟时间达 40 年以上的人群中检出重度老年性痴呆 121 人，比例达 19.3％。

因此，应该鼓励吸烟者戒烟，并且将此作为预防老年性痴呆的重点。此外，接触二手烟也会增加患老年性痴呆的风险。由中国和英国研究人员共同组成的调查组发现，被动吸烟者患重度痴呆症的危险更高，10％的试验者患上严重的痴呆综合征，并与他们接触二手烟的频率与时间长短有关联。进一步提示人们若不想患上痴呆综合征，就应该避免被动吸烟。

烟草中的尼古丁可以刺激大脑中相应受体，而这些受体在大脑思考及记忆中发挥重要作用。也有人认为，吸烟加速低灌注，使脑髓质缺血，是认知障碍的危险因素之一。

（申　远　梅馨纯）

110. 饮酒与老年性痴呆关系如何

元朝医学家忽思慧在《饮膳正要》一书中，对饮酒的利弊总结为："酒味甘辛，大热有毒，主行药势，杀百邪，通血脉，厚胃肠，消忧愁，少饮为佳，多饮伤神损寿，易人本性，其毒甚是也。饮酒过度，丧生之源。"明代的医药学家李时珍也认为"过饮不节，杀人顷刻"。

荷兰科学家研究发现，每日少量饮酒可以将老年人患阿尔茨海默症与其他老年性痴呆的风险降低40％。他们对 8 000 名 55 岁以上的人就其生活方式与饮酒习惯等进行了跟踪调查，发现有近 200 人在调查开始的 6 年后患上了不同程度的老年性痴呆。结合其生活方式与饮酒习惯分析后，研究人员得出结论认为，每日饮 1～3 小口酒可以将患病风险降低 40％左右，研究人员发现这一结果与酒的种类无关。

轻中度饮酒可以预防老年性痴呆，适度饮酒可以改善血液循环，防止氧化性损害，保护大脑认知功能，但过量饮酒会导致认知功能下降。研究人员认为，这一结果是由于少量酒精对血管健康具有一定益处，并因此对脑部供血产生积极影响，进而有助于脑内生化反应的正常完成。

（申　远　梅馨纯）

111. 怎么吃能预防老年性痴呆

国内外对饮食与老年性痴呆关系的研究目前主要有两个方面，一是饮食习惯与老年性痴呆成因之间的关系，很多研究表明饮食对认知功能是有影响的；另一方面是如何对已患老年性痴呆的患者进行饮食营养照顾以提高其生存质量，延迟病情的恶化发展。

均衡饮食，适当增加一些抗氧化食物的摄入能够保护大脑健康。波兰科学家观察健康老年人群与老年性痴呆人群的饮食结构后发现，痴呆人群膳食结构以大量进食肉类、牛油、高脂乳制品、蛋类和精制糖为特征，而健康老年人群的饮食结构则以谷物和蔬菜为主。认知功能轻微下降的老人比正常老人豆类和动物油脂摄入少。

我国学者的研究发现，常喝绿茶的老年人轻度认知障碍的患病率显著降低，认为喝茶可能是认知功能的保护因素；同时还发现经常喝牛奶，吃禽蛋、肉类、新鲜水果的老年人群轻度认知障碍患病率明显下降，说明营养状况会影响老年人的认知功能。

此外，提高不饱和脂肪酸如二十二碳六烯酸（DHA）、大豆异黄酮等的摄入量对认知功能有保护作用，胆固醇等摄入过多能够引起认知功能紊乱等。还有研究发现，铁这种具有氧化还原活性的金属元素是促成阿尔茨海默病的重要因子之一，认为铁离子参与了脑神经的氧化作用和蛋白质的聚合作用。

有些老年性痴呆患者无节制地进食，导致营养失衡，不利于其他伴发疾病病情的控制;而有些老年性痴呆患者因没有饥饿感,不主动进食或拒食;有的还伴有不同程度的吞咽障碍,需要他人协助进食,进食量少,往往导致消瘦、营养不良等。因此,对老年性痴呆患者进行基本的饮食照顾干预措施,将有助于提高他们的生存质量。老年性痴呆患者需要照顾者细心照顾其饮食,做到营养均衡,要以老年人膳食指南为基础,包括食物要粗细搭配,松软易于消化吸收;重视预防营养不良和贫血;多做户外活动,维持健康体重。同时,有合并其他营养及代谢疾病者需要进行更加细致的饮食照顾。

特 别 提 醒

B 族维生素和叶酸的摄入,可能降低痴呆发生风险,而脂肪过量摄入可能与痴呆发生风险高有关。叶酸丰富的食物有绿叶蔬菜、柑橘、西红柿、菜花、菌类等,其他有益的食品包括玉米、小米、豆类、核桃、鱼类、花生、水果、鸡蛋等。

（申　远　梅馨纯）

112. 学历越高越不容易患老年性痴呆吗

多项流行病学调查结果显示,低教育程度、低经济水平是痴呆的危险因素,患病率随学历下降有升高趋势。国外有报道称,受教育程度与痴呆患病比例依次为:低于 8 年痴呆患病率为 20.4％;9～11 年为 15.0％;12 年为 13.2％;15 年及以上为 11.2％,教育程度越高痴呆危险性越低。

也有报道认为,工作性质与痴呆发病有一定关系。体力劳动者比脑力劳动者的痴呆患病率高 2～3 倍。脑力劳动者中,行政职业人群患病率低于专业技术干部,如工程师、建筑师等。

研究者认为,教育过程增加了脑血流量,降低了对外界毒物的敏感性。文化程度越高的老人,知识面越广,勤于思考,用脑机会多,增加脑血流量,防止自由基对神经细胞损伤,有效防止自由基所致的神经细胞损伤,从而阻止痴呆的发生。另外,高学历者善于思考,提高了脑组织对老化的代偿能力。农村居民比城镇居民更容易患老年性痴呆,与农村居民教育程度低于城镇居民有关。

（申　远　梅馨纯）

113. 痴呆老人为何常睡不好

阿尔茨海默病患者出现睡眠障碍是十分常见的,睡眠障碍也是阿尔茨海默病的心理行为症状之一,也可能是阿尔茨海默病的危险因素之一,顽固性失眠常为痴呆先兆症状。研究证实,阿尔茨海默病相关睡眠障碍发生率为 34％～82％,而且它可以加速痴呆的进一步发展,进一步影响认知功能,可能会加重痴呆患者的记忆力障碍。阿尔茨海默病患者睡眠时间减少,且有睡眠质量改变;程度不同,其睡眠模式也有各自的特点,主要是实际睡眠时间减少。目前,阿尔茨海默病没有很好的治疗方法,从改善睡眠方面治疗,可能对改善生活质量、减轻家属和社会负担有一定帮助。

对患者睡眠干预包括:只在有睡意时才上床,床及卧室只用于睡眠,不能在床上阅读、看电视或工作,白天不打瞌睡,无论夜间睡多久,清晨应准时起床。还可以对其进行限制睡眠疗法,督促患者缩短在床上的时间,使其躺在床上的时间与有效睡眠时间一样长。当睡眠效率超过 90％时,允许增加 20 分钟左右的卧床时间,睡眠效率低于 80％时应减少 20 分钟的卧床时间,睡眠效率为 80％～90％,则保持卧床时间不变。最终,通过周期性调整卧床时间达到适度的睡眠时间,使患者易于入睡,提高夜间睡眠质量。此外,指导老年人养成良好的睡眠习惯,建立规律的作息表,睡前热水泡脚,养成正确的睡姿。失眠老人可以用中药调理,提高睡眠质量。

（申 远 梅馨纯）

114. 如何用运动对抗老年性痴呆

阿尔茨海默病患者都是老年人,不少人伴有许多躯体疾病,并且大多数为使活动受限的疾病,比如心力衰竭、呼吸困难、关节炎以及各种原因导致的运动感觉功能障碍等,结果导致这些患者很难完成一些复杂的运动。

但对患者来说,体育运动是一项很有前途的干预方法,方式可以包括力量训练、有氧训练、柔韧性训练以及平衡训练等。其中,步行是一项简单易行、低成本的运动方式,并且与其他复杂的运动方式有相同的益处。患者可每次步行 30～45 分钟,每周 5 次,持续 6 个月。由专业人员对患者的生命体征进行监测,选取巴塞尔指数(BI)来评估患者的日常生活活动能力,评分越高提示患者日常生活活动能力越强。研究发现,步行可以延缓阿尔茨海默病患者日常生活活动能力的下降。

（申 远 梅馨纯）

115. 脑子是越用越灵活吗

认知训练是一种常用的心理干预方法，它是指通过人工练习和锻炼来提高被试者认知能力的技术手段。相关研究表明，认知训练可有效改善阿尔茨海默病患者的认知功能及日常生活能力，还能够有效改善患者双侧额叶皮质及皮质下、双侧颞叶皮质及皮质下的脑血流量。

曾有研究人员将患者分为两组，一组常规接受盐酸多奈哌齐等常规药物治疗，另一组患者接受盐酸多奈哌齐等常规药物治疗的同时进行认知训练。认知训练内容包括识别照片、讲故事、解绳子等。研究者在 3 个月后对研究组和对照组患者分别进行认知功能、日常生活能力及脑血流量的评估。通过简明精神状态量表（MMSE）来评价患者的认知功能，得分越高表示认知功能越好；评价患者的日常生活能力；同时用专业机器记录两组患者的脑血流量。结果显示，经过 3 个月的治疗后，两组患者 MMSE 评分均升高，日常生活能力均降低，那些同时接受药物治疗和认知训练的患者的 MMSE 评分高于仅接受药物治疗的患者，日常生活能力则优于仅接受药物治疗的患者。

因此可以提示，认知训练干预可以显著改善早期阿尔茨海默病患者的认知功能及日常生活能力。同时接受药物治疗和认知训练的患者的脑血流量显著高于仅接受药物治疗的患者，说明认知训练干预可以显著改善早期阿尔茨海默病患者的脑血流量。

（申　远　梅馨纯）

116. 如何促进老年性痴呆患者的康复

随着人类平均寿命不断延长，老年性痴呆的发病率逐年增加。常规的护理远不能满足临床要求，康复锻炼被证明是有效减缓疾病进展、提高患者生活质量的非药物疗法之一。

有研究表明，老年性痴呆患者的中枢神经系统仍保存有相当的可塑性，主动或被动的神经功能训练有助于神经元的损伤修复和激活，进而重建突触联系，恢复或改善神经系统功能。康复锻炼还可促进神经生长素的产生，预防大脑退化。

一项研究将患者分成了两组：一组患者给予常规康复护理，包括健康宣教、饮食及运动指导等。另一组在此基础上增加综合康复锻炼。由专业人士指导患者，采用群体康复的形式，每次大约五名患者参与。先是用 10 分钟左右的时间进行自我介绍，让大家融入这个康复小组，并讨论一些轻松的话题。然后听音乐 20 分钟，可以合唱一首大家熟悉的歌曲或是跳交谊舞、做健身操。接着，进行手工劳动 20 分钟，内容可以是折纸、泥塑、缠毛线等。随后是半小时的有氧锻炼，如简易保龄球或持球慢跑。休息 10 分钟后，用 30 分钟完成一系列认知训练，包括文字排序、匹配符号、认图挑错等。整个过程每次需要两个小时左右，每周 2 次，持续半年。半年后，使用阿尔茨海默病 AS - Cog 评分来评估两组患者。可以看到，仅接受常规康复护理的患者阿尔茨海默病 AS - Cog 评分较前升高，这就说明患者的认知能力下降了。而那些接受常规康复护理以及综合康复锻炼的患者，他们的阿尔茨海默病 AS - Cog 评分较前降低，说明认知能力提高。可见，综合康复锻炼可以改善阿尔茨海默病患者认知能力。

（申　远　梅馨纯）

117. 阿尔茨海默病患者的家人能做些什么

有研究表明，在长期服用基础药物的前提下，良好的家庭支持可以对延缓阿尔茨海默病的病情起到十分重要的作用。

首先，要对患者家庭成员进行阿尔茨海默病的病因、危险因素、防治措施和注意事项的讲解，使他们熟练掌握阿尔茨海默病患者家庭护理的基本操作。在患者的活动区域内做好安全防范，并避免患者在家中发生滑倒、撞伤、砸伤、擦伤等意外伤害。

其次，家属要加强对患者的大小便护理、衣着料理、梳洗以及床单清洁等，注意维持室内清洁、安静以及适宜温、湿度，经常开窗通风，以维持室内空气清新。定时为患者进行按摩，以促进血液循环并提高抗病能力。指导患者家属合理调整饮食结构，确保患者的营养均衡。阿尔茨海默病患者常存在饮食过度或不足，易引起胃肠道不适等。应监督患者正常饮食，以免发生饮食过饱或者饮食量不足而导致胃肠功能紊乱、营养不良等。以高营养、高维生素、清淡且易于消化的食物为主，并适当补充粗纤维食物以及钙质，以促进胃肠道蠕动和营养吸收。同时，患者家属应鼓励患者多参加社区活动，与同龄人进行沟通和交流，保持大脑和语言的灵活，强化认知功能，改善患者的记忆能力。

尽管患有阿尔茨海默病的老人其行为举止在某种意义上就像是个孩子，但照顾老人的心情完全不同于照看孩子。对于孩子的预期是他会一天天长大，会往好的方向发展，家人会感到自己的付出有回报。而面对那些"老小孩"，尽管付出了很多心血，可仍旧会看到他一天一天向衰老、向坏的方向发展，照料者的精心照料或许不会有回报，这需要家庭成员更多的付出和努力。我们知道，阿尔茨海默病患者的认知功能会随着病程的进展呈现难以逆转的损害。如果没有悉心的照顾和护理干预，患者的生存期会明显缩短。有效的护理与照顾可以有效地延缓疾病的病程，提高患者生活质量。

（申　远　梅馨纯）

118. 如何调动老年性痴呆患者自身的积极性

在阿尔茨海默病早期治疗过程中，患者是治疗、自我管理的主要承担者。阿尔茨海默病患者在不同阶段有不同的特征，轻度阶段是高级社会能力的受损，即短期记忆丧失，但远期记忆依然存在，患者往往会根据以前的记忆采取一些偏离正常的行动。

可以通过不断强化学习，继而改善认知功能，我们可以对阿尔茨海默病患者进行生活能力训练、模拟家庭社交基本技能训练、模拟回忆训练等，并且按计划定期实施。可以根据患者的实际情况，制定个性化的自我管理教育处方，可分疾病的相关知识和日常生活的技巧技能两个部分。

疾病相关知识方面，可以定期组织集体宣教。讲解的内容可以是阿尔茨海默病早期的临床表现、抗精神病药物的有关知识、如何正确使用药物、如何识别早期症状、如何运用所学技能进行有效沟通、如何进行社会应对技巧等。在日常生活的技能训练方面，可以指导患者按时起床、洗漱、更换衣服、整理床铺等，进行一些力所能及的劳动，比如吃饭之前摆碗筷、打扫一下房间等。家里人或是陪护人员可以每天询问患者当天的日期、具体时间、家庭住址、家庭电话号码等，如果患者回答正确，则可以得到相应的奖励。鼓励和表扬是一剂催化剂，要使患者确实感受到"我能行，我会做"，无论对错都应均予以表扬。

通过不断地、循序渐进地讲解疾病有关表现，以及指导患者如何正确运用所学技能进行有效沟通，如何学习社会应对技巧等理论，让患者首先对阿尔茨海默病不再害怕。在这个过程中，调动了患者的积极性和能动性，增强了信心，调控了自身情绪。

（申　远　梅馨纯）

119. 痴呆患者生活上的注意事项有哪些

第一，饮食均衡，避免摄取过多的盐分及动物性脂肪。控制一天食盐的摄取量，尽量少吃动物性脂肪及糖，蛋白质、膳食纤维、维生素、矿物质等要均衡摄取。

第二，适度运动。常做一些复杂精巧的手工以促进脑的活力，做菜、写日记、吹奏乐器、画画、养小动物等都有预防痴呆的效果。

第三，避免过度喝酒、抽烟，生活规律。

第四，预防跌倒，高龄者应使用拐杖。

第五，要注意个人卫生与环境整洁。起居、穿衣、刷牙、洗脸等，即使做得不规范，也要尽可能让患者自己去做。这是防止疾病进一步发展的不可忽视的环节。对卧床不起患者，必须给予清洁护理，如清洁口腔，要定时给患者洗澡、洗头，要勤换衣服。痴呆患者常出现大小便失禁，一旦出现大小便失禁，即表示病情已到了相当严重的时期。

第五，多做感兴趣的事及参加集体活动、社会活动等，要积极用脑，预防脑功能衰退。

第七，保持良好的人际关系，找到自己的生存价值。避免过于深沉、消极、唉声叹气，以开朗的心情生活。

（申　远　梅馨纯）

行｜为｜与｜心｜脑｜健｜康

120. 饮食与脑血管病有关系吗

饮食与脑血管病关系十分密切。

众所周知，食物的主要成分是糖、脂肪、蛋白质、无机盐和维生素。它们与脑血管病都有关系。如食物中糖的来源主要是碳水化合物，而过多地摄入含碳水化合物的食物，可在体内转化为三酰甘油，使血脂升高。长期的高血脂，可引起高血压、动脉硬化等。所以，饭不可吃得太饱，可适当多吃一些含纤维素较多的新鲜蔬菜和含果胶的水果。

脂肪性食物，尤其是动物内脏、鸡蛋、鱼子、肥肉等，含有大量的饱和脂肪酸，能使血中的胆固醇、三酰甘油升高，引起动脉硬化。豆制品、牛奶、淡水鱼等，含胆固醇较低，可适当多吃一些。

蛋白质饮食可延缓血管壁弹性减退进程，改善中枢神经系统对血压的调节功能，降低血压，促使钠离子从尿中排出，从而降低脑血管病的发病率。

盐是人们生活中不可缺少的，但如果膳食中含盐量较高，则易引起高血压，进而导致脑血管病。据报道，日本北海道地区，人们盐的摄入量相当大，每天 15～20 克，84％的成人患高血压，脑血管病的发病率也很高。在我国，对北方某些地区进行人群调查，也有类似情况。因此，在膳食中应注意限制盐的摄入量，最理想是保持每天 5 克左右。

总之，要科学合理地安排饮食，以便有效地预防脑血管病的发生。

（毕晓莹　吴雄枫）

── 专家简介 ──

毕晓莹

毕晓莹，海军军医大学附属长海医院神经内科主任、心理医学科主任。

121. 哪些食物有降脂作用

血脂过高危险性很大，很容易引起动脉粥样硬化、高血压及心脑血管疾病等，除应给予降脂药物治疗外，家庭膳食治疗也不可忽视。以下食品有降脂作用。

（1）豆制品（包括豆浆、豆腐、豆芽等）。现代营养学研究证明，豆制品不仅有丰富的营养，还有降低血脂的作用。如果每日摄入 30～50 克大豆蛋白，能显著降低血清总胆固醇、低密度脂蛋白胆固醇及三酰甘油水平，而不影响高密度脂蛋白胆固醇水平。研究者指出，大豆的降脂作用与原本血脂水平高低有关，原血脂越高者，大豆的降脂作用越显著。

（2）大蒜。具有舒张血管、避免血小板过度聚集的功效，并有阻止胆固醇合成及抗氧化的作用。有报告指出，每天服用大蒜粉或大蒜精以及坚持吃大蒜，经过 4～5 周后，血压会降低 10％，血清总胆固醇会降低 8％～10％。

（3）洋葱。具有促进血凝块溶解、降低血脂、扩张冠状动脉和增加外周血管血流量的作用。国外学者研究认为，中老年人多吃洋葱，可以有效预防高脂血症、动脉硬化、脑血栓、冠心病的发生和发展。

（4）黑木耳。研究证实，黑木耳有抗血小板聚集、降低血脂和防止胆固醇沉积的作用。同时，还发现黑木耳有抗脂质过氧化的作用。脂质过氧化与衰老有密切关系，老年人经常食用黑木耳，可防治高脂血症、动脉硬化和冠心病，并可延年益寿。

（5）海带。具有软坚散结、利水降压、降低血脂、促进脑血管病患者康复的作用。经常食用，对预防高血压、高脂血症和动脉硬化有益。

（6）山楂。含有大量的维生素 C 和微量元素，具有活血化瘀、消食健胃、降压降脂及扩张冠状血管的作用。

（毕晓莹　吴雄枫）

122. 每天喝茶能预防脑血管病吗

饮茶在我国有着悠久的历史。中医认为，茶叶具有清心明目、清热泻火、消食提神之效。国内外研究发现，茶叶含有丰富的营养成分，其中茶多酚、咖啡因、茶碱、维生素 C、维生素 P、B 族维生素、烟酸等含量较高。茶多酚不仅可收敛、凝固细菌蛋白质，起到杀菌消炎的作用，并可促进维生素 C 的吸收和提高其利用率，降低血液中胆固醇和三酰甘油的浓度，增强微血管壁的韧性，从而减少动脉硬化和高血压的发生。饮茶所引起的兴奋作用，是咖啡因的功效。由于咖啡因能兴奋中枢神经、增强大脑皮质的兴奋过程，从而达到振奋精神、消除疲劳、提高劳动效率的目的。茶叶中所含的茶碱，可以帮助溶解脂肪，有解腻、减肥之效，并能扩张血管,促进血液循环和利尿排钾,故可预防高血压和冠心病。

特别提醒

饮茶虽然对身体保健有一定益处,但一般不宜过多饮浓茶,特别是患有高血压和冠心病的人,更不宜饮浓茶。否则,可能会导致心跳加快、血压升高,使病情加重,有可能引发脑血管病。

(毕晓莹　吴雄枫)

123. 酗酒为什么会诱发脑血管病

凡事都有一个"度"。适度饮酒可以促进血液循环,减少心脑血管疾病的发生,但若酗酒或过量喝酒,对健康的不良影响非常大。酒精对人体具有强烈的麻醉作用,尤其是酒精含量较高的白酒、白兰地等烈性酒,对人体的毒害更大。它不仅严重损害人体器官,而且会引起多种疾病,缩短人的寿命。有资料表明,因酗酒引发脑卒中的死亡率为不饮酒者的 3 倍。长期酗酒的人,还会发生酒精中毒性心脏病,严重者可出现心律失常、心力衰竭,甚至突然死亡。这是因为过量饮酒者酒精的吸收与排泄都较快,血浆中有收缩血管作用的儿茶酚胺浓度升高,导致血压升高。经常饮酒者多喜以荤菜、咸菜下酒,因而摄入大量的钠,也导致血压增高。急性酒精中毒的兴奋期,交感神经兴奋、心跳加快、血压升高,这样血管壁薄弱的脑动脉更易破裂而发生脑卒中。

特别提醒

对不饮酒者,不提倡用少量饮酒来预防心脑血管病。饮酒者一定要适度,男性每日饮酒的酒精含量控制为 20~30 克,女性控制为 15~20 克。

(毕晓莹　吴雄枫)

124. 吸烟伤害知多少

说起吸烟,很多人会想到肺癌、慢阻肺等呼吸系统疾病。其实,吸烟可导致多种疾病。影响全身血管系统,造成心脑血管疾病。吸烟与脑血管疾病有直接的关系,吸烟严重威胁脑血管的健康。长期大量吸烟的人,大脑皮质活动的兴奋和抑制过程的平衡被打破,人易出现注意力分散、思考不集中,容易出现疲劳、失眠、记忆力减退，心跳、手抖等神经衰弱症状。长期大量吸烟者，可造成脑血管狭窄闭塞，引发大面积脑梗死，严重时威胁生命安全。

（毕晓莹　吴雄枫）

125. 吸烟对血管的伤害有哪些

如果把吸烟比做一把刻刀的话，烟草中的尼古丁（也称烟碱）和一氧化碳就是刻刀的刀峰。它一直在全身的血管内皮上划来划去，使血管内皮出现裂隙，这样血液中的血小板、白细胞、血脂、血糖、尿酸及尿素等成分就有机会进入血管内膜下，造成全身血管老化、内膜增厚、斑块形成、管腔狭窄，甚至出现血栓，进而导致人体出现各种症状和体征，表现为脑卒中、心肌梗死、下肢动脉硬化狭窄等。

吸烟能通过以下几条途径对脑血管产生不良作用。

（1）血压升高：烟中含有大量的尼古丁，一些毒性物质会导致身体肾上腺素和甲状腺素的分泌增多，可使心跳加快、血压升高，造成不良后果。

（2）内皮损伤、动脉硬化：吸烟的烟雾中含有一氧化碳，其浓度为 3％～5％，经肺吸收到血液里，可与红细胞的血红蛋白结合，使血红蛋白失去了携带氧的能力，这样会使血中的含氧量大大降低，造成血管壁内皮细胞缺氧，引起脑血管和脑组织缺氧，使血管弹性降低，动脉发生硬化。烟草中的一些有害物质可直接损害血管的内皮，加速动脉粥样硬化。

（3）干扰脂肪代谢：烟草中的尼古丁可使高密度脂蛋白减少，低密度脂蛋白增加，血中胆固醇增高，细胞间隙增大，脂肪沉积，最后形成动脉粥样硬化。

（4）血液黏度增高：烟草中的尼古丁可促进红细胞聚集，白细胞沉积，使血液黏度增高、血流变慢，这样就容易引起脑血栓。有研究发现，熬夜时吸烟会使血液的黏稠度比正常时升高 8 倍以上。

（毕晓莹　吴雄枫）

126. 吸烟者发生脑卒中的危险有多高

吸烟是脑卒中的独立危险因素。据报道，吸烟者发生脑卒中的危险是不吸烟者的 2～3.5 倍；如果吸烟和高血压同时存在，脑卒中的危险性就会升高近 20 倍；在去除年龄、性别、高血压、心脏病和糖尿病史等影响后，长期被动吸烟者比不暴露于吸烟环境者脑卒中的相对危险增加 1.82 倍。

　　吸烟会导致多种脑血管病的发生，出血性疾病和缺血性疾病均可，其中以缺血性疾病更多。当吸烟损伤血管，引起动脉粥样硬化斑块时，会直接引起缺血性脑卒中，比如脑梗死；当血管内皮出现损伤时，同样会增加出血性血管病的风险，比如夹层动脉瘤和动脉瘤的发生。

（毕晓莹　吴雄枫）

127. 戒烟有什么好处

　　戒烟是预防脑血管病的重要措施之一，戒烟使脑卒中风险降低。有研究显示，戒烟 5 年后患脑卒中的风险减半，戒烟 10 年后脑卒中的危险性将降到与未吸烟者水平。选择了戒烟，你就选择了一个健康清新的生活。可以说，"吸烟危及生命的概率是 50％，戒烟等于自救"。

　　戒烟也是降低脑卒中风险最经济的干预方式。国外有研究表明，平均每挽救一个生命年（人年）的成本：戒烟的花费为 2 000～6 000 美元（1 美元约为 6.5 元人民币，下同），使用降血压药物的花费为 9 000～26 000 美元，而使用降血脂药物则需要 50 000～196 000 美元。

（毕晓莹　吴雄枫）

128. 戒烟对改善血管有什么作用

　　戒烟之后，人身体会发生一系列改变，在血液成分、血管功能方面的改变包括：①可以使纤维蛋白原含量下降；②使白细胞计数明显降低；③使血小板聚集率下降；④可改善脂蛋白构成，包括高密度脂蛋白升高、低密度脂蛋白降低；⑤使动脉顺应性改善；⑥使血液动力学改善；⑦可改善血管疾病进展相关的炎症标志分子水平（C 反应蛋白、白细胞、纤维蛋白原），并显著降低脑卒中风险。

（毕晓莹　吴雄枫）

129. 心理问题为什么会诱发脑卒中

　　生活节奏快了，压力大了，紧张了，许多人会存在心理问题。但是，我们一直不把心理问题当作是疾病，只是认为这个人思想有问题。实际上，现在无论哪个人群，像中年人群、青少年人群等，心理问题都非常多。情绪是人类在进化过程中所产生的,是大脑对外界刺激的一种适应性反应。积极情绪表现为快乐、喜悦、舒畅等,这些好的情绪可使人精神振奋、消除疲劳、增强抗病能力。而消极情绪则表现为忧虑、悲伤、烦恼、焦急等,若长期下去,可使神经功能失调、内分泌紊乱而导致一系列疾病,脑血管病就是其中的一种。

研究证实,一切忧愁、愤怒、悲伤、烦恼等不良刺激和精神紧张,可使大脑皮质及丘脑下部兴奋,促使去甲肾上腺素、肾上腺素及儿茶酚胺等血管活性物质分泌增加,而引起全身血管收缩、心跳加快、血压升高,使已经变硬、变脆的动脉内压力增大,容易在薄弱处发生破裂,而发生脑出血。

临床实践还证明,许多高血压、冠心病等患者的发病,是由于长期精神过度紧张、焦虑所引起的。而一些经常急躁易怒、逞强好胜及性格孤僻、多疑善感的人,发生脑血管病要比一般人多。

因此,要从预防脑血管病角度预防心理疾病的危害,如丰富精神文化生活;找到诉苦解愁、得到安慰、劝解、排解苦闷和烦恼的方式和场所;多与他人沟通,加强人际交往,消除寂寞烦恼;调整心态,充实生活,加强学习,关心自己,宽慰自己,保持心理平衡。我们要注意控制情绪,避免不良刺激和精神过度紧张与疲劳,以预防脑血管病的发生。

（毕晓莹　吴雄枫）

130. 性情急躁、争强好胜会增加脑血管病的风险吗

每个人都有属于自己的、区别于他人、稳定的个性,这种个性就叫做性格。人的性格区别很大,如有的人干脆利落,有的人缓慢拖沓;有的人勤勤恳恳,有的人则懒懒散散;有的人沉着稳健,有的人则草率冒失。这些都是每个人性格的具体体现,性格多种多样,一般可将人的性格分为三个类型:A 型、B 型和 X 型。

A 型性格者性情急躁,争强好胜,求成欲望强烈,办事时间紧迫,固执,紧张,好争辩,易冲动。B 型性格者,办事慢条斯理,不慌不忙,胸有成竹,无明显竞争意识,高兴和悲伤反应皆不强烈。X 型性格者,是 A 型和 B 型的混合体。众多资料表明,A 型性格的人脑血管病的发病率,是其他型性格者的 3.5 倍,A 型性格被认为是脑血管病的危险因素。

A 型性格者易发生脑血管病的机制尚不完全清楚,一般认为,由于自身具有强烈的求成欲望,使自己整日处于紧张的环境中,引起高级神经活动紊乱,交感

神经兴奋性增高，体内肾上腺素及儿茶酚胺等血管活性物质分泌增多，使心跳加快、血管收缩、血压升高而导致脑出血。同时，还可使血糖增高，体内血液中的各类物质比例异常，如血小板黏附性和聚集性增强，又容易形成动脉粥样硬化，而促发脑血管病。因此，A 型性格的人应注意改变生活模式。

可见，对那些有碍健康的性格，要注意自我调整。正确对待生活，培养生活情趣，加强体育锻炼，使自己的性格适应健康的要求，以预防脑血管病的发生。

（毕晓莹　吴雄枫）

131. 睡眠与脑血管病之间是什么关系

睡眠除了可以消除疲劳，还与提高免疫力、抵抗疾病的能力有着密切关系。

很多人都明白，心理健康是躯体健康的保证，合理的睡眠是维持心理健康的必要条件之一。然而，对于现代都市人来说，节奏快、压力大的生活方式让人们饱受各种睡眠障碍的困扰，失眠、白天嗜睡、夜间通宵不眠、睡眠倒错、终日昏昏欲睡等睡眠障碍比比皆是，人们的身心健康受到极大的影响。

睡眠质量差的人脑血管病的患病率更高。研究证实，睡眠时间过长或过短均会导致脑血管病风险增加；睡眠呼吸暂停综合征是脑血管病的重要危险因素；失眠同样也增加各种脑血管病的发生。反过来，患脑血管病后会出现各种各样的睡眠障碍，包括失眠、睡眠结构及节律改变、嗜睡、睡眠呼吸暂停等，而且各种睡眠障碍均影响脑血管病的康复。

由此可见，治疗睡眠障碍不仅能提高生活质量，减少脑血管病的发生。同时对于脑血管疾病患者，应积极关注睡眠障碍，治疗睡眠障碍，提高患者生活质量。

（毕晓莹　吴雄枫）

132. 老犯困、打瞌睡可能是心脑血管疾病吗

俗话说，"春乏秋困夏打盹"，睡眠不足或过度疲累时，人们常要打个盹恢复精力。但如果你晚上保证了 7～8 小时的睡眠，白天还常常打瞌睡，甚至在看电视时不知不觉睡着，可能就是某些疾病"作祟"了。

首先，爱打瞌睡可能是心脏病的信号。美国研究人员发现，白天爱犯困的老人，特别是老年妇女，与白天精力充沛者相比，心脏病风险增加 66％，而且心源性猝死的风险增高。当老年人心脏收缩功能减弱时，血液循环受到影响，气体交

换和脏器的血液灌注都会出现障碍,大脑对此最为敏感,直接影响到其功能状态,使人昏昏欲睡,精力不济。

其次,老犯困要警惕脑血管疾病发生。中老年人的脑血管如果发生了硬化,出现脑供血不足,甚至形成血栓,造成脑梗死等,就会导致脑组织出现缺氧、缺血现象。久而久之,会影响大脑功能的正常发挥,出现打瞌睡等表现。这类患者可能还会合并头晕、头痛、肢体麻木无力等症状,尤需注意。

再者,爱瞌睡还可能是一些慢性疾病的先兆。老年人如果患上糖尿病、慢性肾炎、慢性肝病、甲状腺功能减退等慢性代谢性疾病,人体新陈代谢的速率就会降低,体内一些有毒的代谢物就无法顺利地排出体外,这样就可能会影响人体神经系统功能,导致出现疲劳。

因此,老年人如果经常白天犯困、注意力不集中,就应及时到医院就诊,尽早发现并治疗相关疾病。

(毕晓莹　吴雄枫)

133. 为什么说运动是预防心脑血管疾病的良药

人到中年后,随着年龄的增长,血管会不断老化,老化到一定程度,就容易导致心脑血管疾病。但是,经常坚持有规律的体力活动就能够减缓血管老化。

经常运动的人罹患脑卒中的概率明显减少。据统计,40 岁后积极运动的男性比不活动的同龄人发生脑卒中的风险低 30％。运动能够增强心脏功能,改善血管弹性,促进全身的血液循环,增加脑的血流量。运动能够扩张血管,使血流加速,并能降低血液黏稠度和血小板的聚集性,从而减少血栓形成。运动可以促进脂质代谢,提高血液中高密度脂蛋白胆固醇的含量,从而可以预防动脉硬化。

有研究表明,血管需要扩张以适应增加血流,在健康血管中,内皮产生一氧化氮,当心脏需要更多血液时,它能帮助血管扩张;一氧化氮也保护血管避免发生动脉粥样硬化及血栓形成。年龄老化可引起内皮变化,使老年人更容易发生动脉粥样硬化及血栓形成。然而,运动能使血管内皮扩张更加有效。

久坐对健康非常有害,甚至会危及生命。即使经常做运动,长时间坐着也对健康没有好处。一天的大部分时间都是坐着的人,容易肥胖,引发心脏病等心血管疾病,从而诱发脑卒中。

我们更加经常地站起来、动起来,这对身体会更好。

特别提醒

任何有过心脑血管病史的人，在开始有规律的运动锻炼之前，都应征求医生的意见。

（毕晓莹　吴雄枫）

134. 大便不通畅为什么会诱发脑出血

在医学发达的今天，脑血管病仍为严重危害中老年人健康的疾病。在平时应注意自我保健，重要的一条，就是需要经常保持大便通畅。这是因为大便秘结，大便时憋气用劲，这样血压就急剧升高，随后血压又会急剧下降。特别是蹲的姿势大便时，更容易出现这种大幅度变化，严重时会导致脑血管功能异常者出现脑出血等意外，脑血管病患者在平时要特别注意大便通畅。

（毕晓莹　吴雄枫）

135. "马上风"是什么

"马上风"通常是指因性爱过程中，过于激动、亢奋，引致心脏不胜负荷或者脑出血，而突然性猝死。性爱活动会涉及心、脑、血管、神经、内分泌等变化，高潮时会心跳加速、血压升高、肌肉紧绷等。若患有高血压、冠心病、糖尿或颅内动脉瘤，应注意预防心律失常、脑出血等意外。统计显示，"马上风"的男性死者平均年龄是 46 岁，女性死者为 33 岁。"马上风"常见的诱因如下。

（1）疾病缠身的人，器官的生理调节功能已不再处于正常状态，尤其是患有高血压、冠心病者，性冲动可使中枢神经系统高度兴奋、血压升高、血管痉挛，易诱发心肌梗死或脑出血。

（2）夫妻两地分居、长期出差、旅游归来之夜或较长时间参加体力劳动，身心十分疲劳或过度兴奋，这时进行性生活容易发生意外。

（3）酒后性交。酒精对心血管系统的刺激作用可使血管痉挛、血流加速、血压升高，诱发心脑血管疾病。酒精的作用与性冲动的刺激作用协同起来，更易引发心脑血管疾病。

（4）在精神紧张、情绪不稳定的情况下性交，尤其是发生婚外性关系，由于精神紧张,怕他人发现或情绪异常激动,容易诱发心脑血管疾病。

（5）年龄相差过大,如果不能掌握合适的度,也可能在极端情况下发生意外。

（6）有些人为了提高性欲,滥用"春药",会使人在性交时过分冲动、动作猛烈。

（毕晓莹　吴雄枫）

136. 高血压会遗传吗

我们经常听到有人说,"我父母都有高血压,我的高血压肯定就是他们传给我的"。其实,这样说不够科学、客观。

现代医学已经证明,高血压的发生的确与遗传有关。父母均有高血压,子女高血压发病概率为 46％,约 60％ 高血压患者有高血压家族史。但除了遗传,高血压的发生更主要的是与行为、环境等因素有关。多种因素共同作用下,才导致了高血压病的发生。

对这个问题正确的理解,应该是这样的:高血压并不一定是父母遗传的,父母的高血压也并不一定就传给孩子,但只要父母或家族中有人患高血压,患高血压的概率会明显增加。

（王宏宝）

—— 专家简介 ——

王宏保

王宏保,主任医师,副教授,硕士研究生导师,同济大学附属杨浦医院心内科副主任。上海市医学会行为医学专科分会副主任委员,中国心脏联盟心血管疾病预防与康复学会委员,海峡两岸医药卫生交流协会全科医学专业委员会委员。

擅长冠心病、心律失常等心血管疾病的诊断治疗,特别是顽固性高血压的治疗。

137. 哪些行为与高血压有关

现有研究表明,食盐摄入量与血压水平呈正比。我国北方许多地区有食腌菜(咸菜)的习惯，并且吃得也咸，这是北方高血压患病率高于南方的原因之一。这种影响在盐敏感人群中特别明显，而中国人大多属于盐敏感型。除食盐(主要是钠盐)外，钾盐的摄入量和高血压却呈负相关。一般地说，富含钾的食物主要是一些新鲜黄绿色蔬菜水果、鱼肉、豆类及菇类等。这些含钾高的食物摄入少了，也容易导致高血压。同时，高蛋白、高脂肪等"西化"饮食习惯也是明显的升压因素。此外，饮食中叶酸、镁及维生素不足，新鲜蔬菜及水果摄入不足，饮食过于精细等，皆与高血压的发生有关。

烟、酒对身体有害(烟伤肺、酒伤肝)是老百姓的常识之一，但却不知道烟、酒对血压的影响。有证据表明，烟、酒刺激除直接或间接升高血压，还降低降压药物的疗效。

长期从事精神紧张度高、注意力需要高度集中的职业，如驾驶员、飞行员、职业经理人、教师、医生等，血压会明显应激性升高。对于具有"追求完美、脾气火爆、有闯劲、遇事容易急躁、不善克制、喜欢竞争、好斗"等 A 型性格的人，亦明显较其他人容易患上高血压。

临床上，我们常见到年纪轻轻的"白领"到医院看高血压，仔细询问，几乎皆是一些压力较大、常常加班、成天待在电脑前、几乎不参加任何体育运动的人。缺少体力活动者高血压的发病率明显增加。

体重增加或肥胖是血压升高的重要危险因素，而肥胖的类型与高血压的发生关系密切，腹型肥胖(将军肚)者容易发生高血压。

此外，容易导致高血压的药物主要有口服避孕药、麻黄素、肾上腺皮质激素、非甾体类抗炎药、中药甘草等。服用避孕药的妇女血压升高的发生率及程度与服药时间长短有关，且血压升高一般较轻，在停止服用 3～6 月后即可恢复正常。睡觉打鼾，甚至存在阻塞性睡眠呼吸暂停者容易血压升高，且服用降压药常血压控制欠佳。

（王宏宝）

138. 是不是血压高了就必须马上吃药

专科医生对高血压的诊断、治疗一般包括以下步骤：首先，是明确血压是否真的达到了高血压的诊断标准。其次是进行评估。主要包括病史询问、体格检查及一些化验、检查等。这一步有许多事情要做，如判断是否属于继发性高血压，了解心、脑、肾和血管等是否已经受到损害及到了什么程度，是否合并有糖尿病、冠心病等其他疾病。这些是在为降压方案制定及药物选择等作准备。

最后才是治疗方案的确定及随访。对有的患者，通过评估，医生会建议定期复查血压，并进行生活方式改善，并不需要马上服用降压药物。而如果医生建议马上服药治疗，但不论哪种情况，应遵从医生的建议，同时做好门诊血压的随访与生活方式的改善，这是所有高血压患者必须要遵从的。

（王宏宝）

139. 使用降压药要避免哪些认识误区

高血压患者用药常有以下误区。

误区一：降压药一吃上，就像成瘾一样，"戒"不掉了。一般地说，大部分患者需要终身服药治疗（但这并不是说就按最初的方案，一直吃下去。医生会根据具体情况，随时调整用药的种类和剂量）。一部分患者，通过最初的药物治疗，再加上改善不良的生活习惯与行为方式，血压正常且较长时间保持稳定，医生会建议停药观察。

误区二：刚开始不能用"太好"的药物，否则以后就无药可用了。一个降压方案的确立，是建立在全面的评估基础之上的。同时，还需要在随访中不断调整。目前，常用的降压药物主要有五大类，每一类又可能分一代、二代、三代等。医生的作用就像一个"裁缝"，需要为患者"量身定做"一套衣服，这在医学上被称为"个体化"。所以，降压药物是不存在"好"与"不好"之说的。

误区三："是药三分毒"，中药比西药好。首先，我们必须知道，并非中药就"无毒"，有些中药甚至是剧毒，如砒石、蟾酥、斑蝥、马钱子、巴豆等。其次，中医学在降压药物和食物方面积累了丰富的经验，常用品如野菊花、罗布麻、夏枯草、葛根等。在医生的指导下，使用一些具有降压作用的药物与食物的确可以起到很好的作用。但我们也必须了解，现今主流的"一线降压药物"（即西药），是经过严格的药物临床试验，并得到验证的。无论是作用还是不良反应，都已经非常明确，其安全性与有效性是有保障的。

误区四："降压仪""降压枕"能根治高血压。在高血压发病机制尚未研究透彻的情况下，所谓"神药""一帖灵"绝大部分是不靠谱的。

（王宏宝）

140. 为什么血压越测越高

郭老伯有 20 多年高血压，长期药物治疗，血压一直稳定。可最近 2 个多月来，他经常感到头晕、心慌、胸闷、气短等，血压一直控制不好，换了多种降压药物都不见效，多次被家人送去急诊治疗。医生详细了解了郭老伯的治疗情况，原来，郭老伯的一个同事最近因为脑出血去世，郭老伯担心自己血压控制不好，也会出现脑血管意外，所以每天要测 20 多次血压，有时半夜三更还要起来测血压。郭老伯已经年逾古稀，这样没日没夜的折腾，加上紧张焦虑的情绪，造成血压越测越高，甚至出现诸多不适。

血压一定要在安静、清醒、舒适、不紧张的时候测量，心情紧张、周围嘈杂、过冷过热、运动奔跑后等测血压都会影响结果，尤其是精神紧张时。有一个名词叫做"白大衣高血压"，说的是一个人血压其实不很高，但是由于看到医生而心情紧张，医生给他一测血压就很高，自己熟悉的家人测血压可能就完全正常。为避免"白大衣高血压"，可以采用动态血压 24 小时连续监测，这样可以避免患者因为紧张而导致血压升高的假象。

（许之民）

—— 专家简介 ——

许之民

许之民，上海交通大学医学院附属新华医院心血管内科副主任医师，国家二级心理咨询师。中国预防医学会健康风险评估与控制专业委员会心脏康复评估与控制学组主任委员，中华医学会心身医学分会双心学组常务委员，上海市医学会行为医学专科分会委员。

擅长心血管危急重症抢救，急慢性心衰、心肌炎、心脏神经症、顽固性高血压、各类心律失常、冠心病、心梗及介入治疗后继发焦虑抑郁的鉴别诊断及康复治疗。

141. 血压波动是不是脑卒中前兆

脑血管意外很难预测，血压波动剧烈是脑血管意外的直接诱因。老年人高血压容易波动，与情绪、睡眠等关系很大，平时要做好血管功能状态评估，预防动脉硬化及长期坚持规律服药，同时降压药物选择长效药物为主、能保护血管的药物为主。血压稳定时千万不要随便停药；要注意天气影响，适当增减衣服，根据天气安排外出活动；饮食要有节制；情绪要豁达乐观、客观看待生老病死、随遇而安，乐观积极的心态有助于控制血压，而平稳的血压能大大减少脑血管意外的发生。

（许之民）

142. 为什么患者要主动参与心脏康复

心脏康复就是采用一切方法，从心脏病发病源头上做起，控制危险因素，改变不良生活方式，预防心脏病；已经得病要预防复发，改善症状、提高生活质量。心脏康复需要患者主动参与，具体措施可以总结为五大处方：药物处方、心理处方、营养处方、运动处方、戒烟戒酒及教育处方。

心脏病是慢性病，要靠平时保养、预防，不能平时不注意、病急乱投医。要管住嘴、迈开腿，可以进行适当的体育锻炼，如打太极拳、散步等。也可以做些简单家务，如买菜、做饭等。注意保持心情愉悦，多参与一些文娱活动，如合唱、书法、棋艺、花艺等。生活充实，心情乐观，慢慢身体也就好起来了。

（许之民）

143. 心脏康复为什么有效果

心脑血管疾病基础就是动脉硬化，而动脉硬化本质上是生活方式病，就是我们长期的不良行为造成的，反过来，你要控制动脉硬化发展，就是立即改变这些不好的生活习惯，坚持下去，硬化的血管病理进程得到延缓，甚至逆转。具体来说，用药物治疗防止动脉硬化疾病进程、树立治疗信心是心脏康复前提，合理膳食、均衡膳食，加上合理运动改善代谢综合征，戒烟戒酒及健康教育也很重要。

（许之民）

144. 得了心肌梗死是静养好还是运动好

运动是良医，运动是良药！有大量临床研究证实，运动可以改善动脉血管内皮功能、改变心肌重构、促使侧支血管再生、提升心肺功能、改善代谢综合征，大大减少冠心病心梗后心血管事件发生率与死亡率，临床效果可靠。

运动疗法是心脏康复基础，但不能盲目运动，需要在专业医生的指导下，在不同阶段量身定制个性化的运动处方，在科学指导下进行运动，从而保证运动安全有效。

（许之民）

145. 平时身体健康也会发生心肌梗死吗

生活实例

平时身体一向很好的林家阿婆因为急性心肌梗死，被送到医院心脏监护室抢救，得知这一消息，邻居们震惊不已。林家阿婆没有高血压、糖尿病，平时吃东西也很注意，人又不胖，还经常锻炼身体，怎么会得心肌梗死呢？

造成心肌梗死的多数原因，是动脉硬化继发管腔狭窄的基础上斑块破裂、血栓形成，造成血供彻底中断、心肌坏死。同时还是存在其他病因，如血压过低造成冠脉血管灌注不足，导致心肌严重缺血，持续血管痉挛血管收缩状态，也可以导致心肌供血中断。如果这种痉挛持续时间达到一定程度，就会造成心肌坏死，后果跟冠脉血管内血栓形成一样。

如果平时身体健康，突发心肌梗死可能是应激性心肌病。应激性心肌病常见于中老年女性，与情绪紧张、精神刺激有关。应激性心肌病的严重程度主要看血管痉挛的时间和部位，如果是大血管，影响大、持续缺血时间又长，就会造成大面积心肌坏死，出现心源性休克、急性心力衰竭、恶性心律失常，死亡率为1％～3％。

（许之民）

146. 为了心脑健康，如何改善性格

　　首先要了解自己的性格特点，平时要注意修正自己的性格弱点，做事不追求完美，降低期望值，随遇而安；心里有烦恼，要多和家人、亲戚、朋友、邻居交流，学会倾诉，寻求适当帮助；日常工作生活甚至外出旅游，日程不能安排过于紧张，凡事留有余地；家里亲戚朋友也要善于观察疏导，更不能增加患者精神压力；必要时服用一些抗交感神经兴奋的药物，如酒石酸美托洛尔（倍他乐克）等药物；还可以通过适当运动，缓解心理压力。严重时，需要寻求心理科医生帮助。

（许之民）

行｜为｜与｜更｜年｜期

147. 更年期综合征一般发生在哪个年龄段

　　更年期是女性从生育期向老年期过渡的时期，现代医学一般定义为 40～60 岁，平均年龄为 49.2 岁，也称为围绝经期。更年期综合征作为一种常见病、多发病，发病率约为 90%，患者常常以月经不调、潮热、出汗、睡眠或情绪障碍等为首诊症状，病情持续数月甚至长达 10 年。以现代医学模式"生物-心理-社会"来看，更年期综合征不仅影响着女性本人身心健康，严重者影响生活质量、家庭幸福乃至社会和谐。

（陈英群）

—— 专家简介 ——

陈英群

　　陈英群，国家级二级心理咨询师，同济大学附属杨浦医院中医科主任，同济大学副教授，副主任医师。世界中医药学会联合会妇科专业委员会常务理事、亚健康专业委员会理事，中华医学会行为医学分会行为与健康促进委员会委员，上海中医药学会肿瘤、脑病、亚健康分会委员。

　　擅长中医诊治胃肠病、妇科及相关心身疾病，亚健康状态及体质调整等。

148. 现代医学如何认识更年期综合征

　　西医认为，女性进入更年期后卵巢功能开始衰退，导致下丘脑和垂体功能退化、雌激素分泌减少，继之出现一系列神经内分泌失调的症状，如月经紊乱、潮热、出汗、激动易怒、焦虑不安、郁郁寡欢、记忆力减退、性交困难、心悸、胸闷、失眠、便秘、绝经后骨质疏松症等。

（陈英群）

149. 中医如何认识更年期综合征

中医学无更年期综合征病名，历代医家根据不同临床表现，将其归属于"心悸""失眠""脏躁""郁证""百合病"等范畴，现代中医将本病命名为"绝经前后诸症"或"经断前后诸症"。

中医认为，女性经行经断由"肾精""天癸"所决定，正如《素问·上古天真论篇》所述："女子七岁，肾气盛，齿更发长；二七而天癸至，任脉通，太冲脉盛，月事以时下，故有子；三七，肾气平均，故真牙生而长极；四七，筋骨坚，发长极，身体盛壮；五七，阳明脉衰，面始焦，发始堕；六七，三阳脉衰于上，面始焦，发始白；七七，任脉虚，太冲脉衰少，天癸竭，地道不通，故形坏而无子也。"

女子七七，肾精渐亏，天癸渐竭，生殖能力减退直至丧失，与现代医学报道的更年期综合征平均年龄 49.2 岁相符。

（陈英群）

150. 中医认为更年期综合征与什么有关

中医认为，更年期综合征发病的病因病机为肾精渐亏，天癸衰竭，冲任二脉虚衰，以肾虚为本，但与其他各脏腑有密切联系。

肾精不下，水不涵木，致肝郁气滞，气血运行不畅，以肝气郁滞为其发病特点。肝主疏泄，调节气血的运行，和情志活动密切相关，若肝郁气滞，气血运行不畅，气机升降出入平衡失调，因郁致病，产生各种病理变化，因而更年期综合征女性出现一系列精神情志异常的临床表现，诸如精神忧郁、烦躁不宁、哭笑无常、神情恍惚、哈欠频作等。

肝藏血，女子以血为用，与女性天癸、月经、胎产等功能密切相关，肝肾同居下焦，乙癸同源，肾水亏虚，肝血不足，进一步影响肝的疏泄功能，引起虚实夹杂之病症。

故《灵枢·天年》云"五十岁，肝气始衰，肝叶始薄"，精血屡伤，肝血亏虚，肝阴不足，失其柔润之性，易使肝气疏泄不利，而发生情志病变。

（陈英群）

151. 女性更年期身心问题如何治疗

　　一位 51 岁的女性患者,既往体健,近半年反复出现胸闷心烦、胃脘嘈杂,无反酸、饥饿痛等症,伴情绪急躁、入睡困难、眠浅不宁、大便秘结。唇舌淡暗,苔薄黄,脉弦数。月经紊乱近一年,末次月经时间为 4 个月前。

　　分析病证,符合更年期综合征,即围绝经期综合征诊断,当属中医"经断前后诸症"。

　　患者就诊时,反复询问自己的疾病是否可以缓解,急切希望解决自己的病症,疑惑自己是否有焦虑症,情绪较急躁,属围绝经中期典型病症。

　　根据围绝经期症状分期论治原则,中期宜疏肝养阴活血,以柴桂龙牡汤合酸枣仁汤、交泰丸加减而成。方中柴胡为君药以疏肝解郁,桂枝宣通心阳,煅龙骨重镇安神,酸枣仁、茯神、远志养心安神共为臣药,当归、桃仁养血活血,佐以知母、黄柏清热养阴,黄连、望江南清心火,生薏苡仁健脾化湿,淮小麦养心安神平脏躁,共奏疏肝理气、宁心安神兼清热活血之功。

　　患者一周后复诊,精神好转,诸病症皆减轻,对治疗疾病的信心及医者的信赖均增强,坚持服用中药而愈。

　　可见,对围绝经期女性除了予以药物治疗外,人文关怀在治疗中也有重要作用。由于大多数围绝经期女性处于工作、家庭重要地位,承受来自生活、工作的双重压力,容易出现身心健康问题,善于倾听、积极与患者沟通交流,关注患者心理感受并予以疏导,对于帮助此期女性恢复身心健康具有重要意义。

(陈英群)

152. 有哪些中成药或药食保健的方法

　　关于更年期女性巩固治疗或"治未病"的中成药,可以根据月经紊乱、潮热、出汗、睡眠障碍、焦虑抑郁状态等不同侧重点,在中医师辨证指导下选用六味地黄丸、杞菊地黄丸、知柏地黄丸、天王补心丹、归脾丸、血府逐瘀胶囊、(丹栀)逍遥丸等。

处于更年期的女性，还可以服用以下的药食两用品作为日常保健。

（1）枸杞菊花茶：可加桑葚、红枣，泡服或煮水代饮均可，适用于头晕目眩、心烦易怒、面色晦暗、月经量少等症。

（2）山楂荷叶茶：山楂、荷叶等分适量，加水煎茶代饮，有降压调脂功效，适用于更年期高血压、高血脂以及单纯性肥胖症。

（3）"黑白双耳"之黑木耳（"食物阿司匹林"）、白木耳（"植物燕窝"）也是女性活血养颜佳品。

（4）莲子、百合、合欢花、酸枣仁粥：选取一二味熬粥，药、米比例1∶1，适用于绝经前后伴有心悸不寐、怔忡健忘、喜怒无常、肢体乏力、皮肤粗糙者。

（5）甘麦饮（源于张仲景"甘麦大枣汤"）：小麦 30 克，红枣 10 枚，甘草 10 克，水煎或煮粥，每日早晚各服 1 次，适用于绝经前后伴有潮热出汗、烦躁心悸、不寐、忧郁易怒、面色无华者。

（陈英群）

其 他 行 为 问 题

153. 为什么有些人"一面天使，一面恶魔"

生活中会有这样一类人，他们除了具有"天使"的一面，还具有"恶魔"的一面。这类人平时对人有礼貌，落落大方，工作出色，聪明伶俐，才华横溢，甚至有一些还很幽默，很容易就会和别人成为好朋友。但深入交往后，往往会发觉他们很容易情绪化，容易走极端，心情好的时候看什么都好，谁都是好人；心情差的时候觉得所有人都想抛弃自己，活着没有一点意思（你不爱我，我就死给你看）。周围人会习以为常，认为"这个人太容易情绪化了，容易激动，容易走极端，要多包容谦让点"。这不是人品问题，实际上是一种人格问题，他们有可能是边缘性人格障碍。

边缘性人格障碍是一种非常常见的人格障碍，女性多见。患者至少有下列体征和症状中的五条：①强烈地害怕被抛弃；②不稳定的关系情况；③自我印象的不稳定；④冲动行为和自我毁灭行为；⑤自杀行为或者自我伤害；⑥情绪起伏大；⑦长时间的感情空虚；⑧强烈的愤怒；⑨时段性的偏执，与现实失去联络。

边缘性人格障碍者可以非常容易、非常迅速地就和一个人建立起亲密的关系，把对方极度地理想化，将自己的身心完全敞开给对方。但同时他们心中严重缺乏安全感，感觉自己随时会被抛弃，甚至混淆自己想象中被抛弃的场景和现实，极度焦虑不安；经常情绪爆发，并习惯性使用自杀威胁。他们甚至可能对自己最亲近的家人如父母亲造成伤害，给家人带来极大的痛苦。

（李晨虎）

—— 专家简介 ——

李晨虎

李晨虎，副主任医师，上海市徐汇区精神卫生中心副院长。上海市医学会精神医学专科分会青年委员，上海市医学会行为医学专科分会委员。

擅长神经症等疾病的认知行为治疗等。

154. 边缘性人格障碍的人容易自杀吗

边缘性人格障碍是一种人际关系、自我意象和情感的不稳定，并有明显冲动性的普遍模式。它主要表现为自我身份认同紊乱，不稳定的、快速变化的心境，显著的分离焦虑，冲突的亲密关系，冲动性、应激性的精神病性症状。

边缘性人格障碍是一种最常见的精神疾病，它与自杀行为有密切关系，是造成青少年自杀的严重的危险因素。边缘性人格障碍患者伴随高自杀率，几乎10％的自杀成人为边缘性人格障碍患者，女性所占比例超过男性的2倍。

一项边缘性人格障碍与自杀的研究中，收集瑞典某地1961—1980年有关自杀者的全部资料，其中诊断边缘性人格障碍的有16名，他们具有多次、短期住院的特点，主要在院内自杀，方法多为服毒。与收集到的其他精神病患者相比，后者中大多数是经长期精神科治疗之后自杀，仅3人是在首次住院期间自杀。

曾有研究者指出，边缘型人格障碍患者随着年龄的增长，其冲动行为可以自然消退或"烧尽"，曾有研究者对一组患者进行了15～27年自然病程的观察随访，发现绝大多数患者在40岁时不再符合边缘型人格障碍的诊断标准，甚至一些人50岁时某些临床症状仍在改善。

（李晨虎）

155. 怎样与边缘型人格障碍的人相处

"上一秒还对我温柔儒雅，下一秒竟然粗暴蛮横；上一秒还是一个聪明而有教养的人，下一秒竟完全失去理智"。他们表现出的都是不稳定：不稳定的情绪、不稳定的自我认知、不稳定的人际关系、不稳定的行为。正如托马斯·森地汉姆所说："他们狂热地爱着一个人，转瞬又恨之入骨。"他们就是这样一群人——边缘型人格障碍。

既然他们是这样的反复无常，那我们又该怎么跟他们相处呢？我们还是要找到造成他们这种性格的原因是什么。

研究表明，他们中的一些人年幼时曾遭监护人的性虐待，具有极为不安全的依附关系。因此在跟他们相处时，首先就是接纳他们，尽量降低他们的"被抛弃感"。以一种稳定的态度对待他们，以不变应万变，给他们营造一种被接纳的安全感。其次，表面上看，他们极为优秀，反应敏捷、语言理解力强，但是他们有一个缺点就是自尊心强,听不进别人的劝告,常常以发脾气回应。情绪常常在短时间内极端剧烈波动,极端愤怒的表达之后往往又陷入自责。因此,我们对待他们除了理解还是理解,尽量避免与他们发生争执,耐心倾听他们的诉说,理解他们的感受及处境,愿意与他们一同面对。

支持他们的想法,坚持、坚持再坚持,相信他们一定会慢慢好起来。

(李晨虎)

156. 睡着了却一直做梦算失眠吗

心理门诊经常接待受失眠困扰的来访者。所谓失眠,指的是各种原因引起的睡眠不足。临床上常听见患者抱怨有"三不"症状:睡不着、睡不好、睡不长。第一种类型就是漫漫长夜辗转反侧,数羊、数数字等,还是没睡着;第二种类型患者通常会说虽然睡着了,但好像整夜一直都在做梦,醒来以后仍然觉得疲倦不堪,昏昏沉沉;第三种类型是睡不长,患者很容易因一点声音而被惊醒,醒来就不易再入睡,或者一夜反复醒来多次。如果这些症状只是暂时发生,我们称之为短暂性失眠,超过一个月以上的失眠,我们称之为慢性失眠。引起失眠的原因较为复杂,但主要可分为环境因素、疾病因素、心理因素及药物因素。

(1)环境因素:与环境改变或饮用兴奋性饮料有关,如出差、值班、环境嘈杂、室内光线过亮、刚到一个陌生地方等;睡前饮浓茶、喝咖啡都可引起失眠。

(2)疾病因素:由于疾病或身体不适所致,如各种疼痛、瘙痒、剧烈咳嗽、气急、频繁夜尿、吐泻、心悸;过度疲劳引起肢体酸痛、麻木不适也会影响入睡。

(3)心理因素:焦虑、兴奋、恐惧均会导致入睡困难,或浅睡多梦,或间断性睡眠。抑郁症常伴睡眠障碍,尤以早醒为特点;而焦虑症则以难以入睡、易惊醒、多噩梦常见。

(4)药物因素:一类是中枢兴奋药物的作用,如咖啡因、盐酸哌甲酯(利他林)、氨茶碱等均可引起失眠,另一类是镇静催眠药撤药所致的"反跳性失眠"。

(林国珍)

—— 专家简介 ——

林国珍

林国珍,上海交通大学附属瑞金医院临床心理科主任医师。中国心理卫生协会心身医学专业委员会委员。

157. 为什么明明很累却睡不着

有学者指出，85%以上的失眠是有原因的，特别是长期睡眠障碍。从表面看失眠是一种躯体症状，但实际上则是一种情绪障碍，是由于情绪的波动而引起的心境上的改变，患者的情绪持续性地处于低落状态，紧张、害怕、担心、怀疑、愤怒、憎恨、抑郁、焦虑等情感不仅占据他们白天时间，而且就连晚上也难以摆脱。

正常人想要入睡，只要躺在床上保持安静，心情平静，大脑和身体就会逐渐放松下来，进入睡眠状态。一旦睡着了就从浅度睡眠向深度睡眠慢慢过渡，也就是我们俗称的"越睡越沉，越睡越香"，经过几个小时的放松休整，大脑和身体补充了足够的能量，人会逐渐由深度睡眠回到浅度睡眠，直至醒来，继续白天的工作。而失眠的人却做不到，他们虽然身体躺在了床上，但精神始终无法放松。大脑高速运转，许多事想不开、想不明白。

他们总是心理不平衡，无时无刻不在为未来发生的事情发愁、苦恼，惶惶然如大难临头，提心吊胆，紧张不安，受焦虑、抑郁、担忧、烦恼、紧张、害怕等各种情绪干扰，根本无法入睡，或者就算勉强睡着了，也睡不踏实。明明觉得已经很累了，但是就是睡不着或者睡不好。临床上经常会碰到一些来访者，刚开始是因为一些事件引起失眠，如疾病、人际关系、工作压力等，但事情过去后，仍然失眠。这是因为对失眠本身产生了焦虑，害怕再次体验失眠的滋味，从而导致慢性失眠。总而言之，带着心事、结着心锁就会有睡眠障碍。所以，超过 2 周的失眠者或多或少会有些情绪问题。

（林国珍）

158. 因为睡不着，一上床就很紧张怎么办

每个人失眠的原因不一样，有些患者是由于生活环境改变了，有些患者是因为一些精神心理因素，从而产生了紧张、担心、害怕的情绪。如果是因为这些原因，首先需要调整好自己的心态，保持愉快的心情，这样能减轻失眠的症状。因为失眠对人的影响程度不仅取决于失眠时间的长短和严重的程度，而且在相当大的程度上取决于失眠患者的心理状态和对失眠的认识或态度。有人虽患有严重的失眠，精神状态仍很正常，但有的人即使偶尔失眠，情绪也一落千丈。消除对失眠的恐惧感，讲究睡前心理卫生是预防与治疗失眠的重要心理条件。

如果躺在床上很长一段时间还睡不着，就不要强迫自己，因为这样会让自己厌烦，反而更睡不着。这时候失眠患者可以起床做一些简单的运动，或者听听轻松的音乐，进行自由联想，让自己处在一个放松的环境下，这样对于失眠有很大的帮助。或者做一些冥想，幻想自己坐在车里，要到很远的地方去旅行，看到蓝天白云、湛蓝的大海、慵懒的动物……逐渐放松身体，进入梦乡。

如果通过自我调节还不奏效，建议找心理科或精神科医师治疗，医师通常会对失眠者的生活习惯、睡眠时间、工作形态、心理压力进行分析及评估，针对来访者不同的情况进行指导，纠正不良的睡眠习惯，消除对失眠的恐惧，短期用些安眠药对症处理或加用一些调节情绪的抗抑郁焦虑药治疗。

（林国珍）

159. 安眠药吃吃停停可以吗

现如今，人们对安眠药的认识存在两种误区。一种是对安眠药过分迷信和依赖，一失眠就吃安眠药；另一种是对安眠药的不良反应和成瘾性估计过高，宁愿默默忍受失眠的痛苦也不愿吃药。其实，安眠药和其他药物一样，有一个对症下药和科学服用的问题。有些失眠者对安眠药抱着过分恐惧的心理，担心一服安眠药就会成瘾，因此吃吃停停，结果导致失眠长期不愈。在医生评估和指导下，服用安眠药后发生成瘾的只是少数，而且服用安眠药的不良反应比失眠对身心造成的影响小。在服用的过程中，医生也会给予针对性的指导和处理，如服用安眠药中途醒了最好不要再加药，服药后尽快上床等，对服用安眠药的恐惧心理完全是不必要的。当然，一失眠就吃安眠药也是不妥的，因为这会加大药物不良反应的发生概率和严重程度，如头痛、记忆减退、头昏、成瘾等，服用的剂量越来越大。因此，不能擅自服用安眠药，或服用哪种安眠药感觉好，就一直长期服用。另外，在药物治疗的同时，最好还辅助一些心理治疗，在心理医师的帮助下认识自己失眠及情绪障碍的根源，更好地改善睡眠。相信在医师的帮助、家人的支持与鼓励下，失眠者拥有一个香甜的睡眠不再是奢望。

（林国珍）

160. 失眠的"运动处方"是什么

所谓运动处方是根据人体健康、体力、心血管功能等状况，为患者制定适合的运动方案，如种类、强度、时间和频率，通过有目的、有计划和科学的锻炼，达到治疗疾病、改善症状的目标。

多项研究发现，运动疗法能够改善大学生、老年人、慢性躯体疾病患者等不同人群睡眠总体质量，帮助他们减轻焦虑情绪。合适的运动处方要求：第一，选择自己喜爱的运动，以便长期坚持，有氧运动结合阻抗训练效果更佳；第二，强度适中，最简单的衡量方法是测量心率，180（或 170）－年龄为适宜运动心率；第三，运动时间应放在傍晚，研究表明在这一时段锻炼有助于睡眠；第四，贵在持之以恒，只有量的累积才能取得质的效果。

（孙喜蓉）

—— 专家简介 ——

孙喜蓉

孙喜蓉，上海市浦东新区精神卫生中心副院长、副主任医师。中国女医师协会心身医学与临床心理学专业委员会委员，济宁医学院兼职副教授。

擅长精神分裂症、心境障碍等常见精神科疾病的诊治。

161. 老年人参加体育锻炼是否有助于心理健康

随着社会的老龄化，老年人成为社会重要组成部分，老年人的心理健康也成为大家关注的话题。提高自我的调节和积极参与到社会活动中去，对于老年人的心理健康来说，有着积极的意义。

老年人心理健康的基本标准：①心情舒畅。保持良好的情绪，用积极的心态去面对自身的一切，包括财富、健康、家庭等，用宽容的心去接受不良的信息，保持心情愉快，自得其乐。②饮食正常有规律。随着年龄的增长，正常、规律、健康的饮食尤为重要。不暴饮暴食、不酗酒、限制油腻饮食等，保持老年人健康的机体状况，也有利于更好地保持愉悦的心态。③睡眠正常。保持良好的睡眠质量对于老年人的心理健康至关重要。睡眠不足、入睡困难等对老年人的情绪影响不容忽视。④生活有节奏。有张有弛，有节有制，有动有静，是一种较好的生活模式。⑤没有严重的躯体疾病。严重的躯体疾病，严重影响着老年人的正常生活，引起消极、失落等情绪。因此，保持身体的健康，才能更好地享受老年生活，老有所乐。

老年人积极参加一些体育活动，有其特有的意义，如调节心情、活跃情绪、增进身体健康、在活动中广交朋友、减缓记忆衰退、增加睡眠等。

老人体育活动也要掌握原则，否则会适得其反。①量力而行。②选择适宜自己的活动，以舒展筋骨、增加活动度为主。③以散心、结交朋友、沟通为目的。④运动量可以从小到大、从少到多，运动时间不宜过长，每天以一小时为好。⑤运动前不宜饥饿或饱食，发热、腹泻、高血压、严重糖尿病等情况不宜运动。⑥运动中不能突然用力，不能做高、难、危险动作。⑦冬季运动中不能一下子把衣服脱去很多，以防感冒。⑧运动后不能马上进食等。

总之，把体育锻炼作为晚年生活的一种享受，一种增强体质的有益活动，才能提高生活质量，保持积极的心态，老有所乐。

（孙喜蓉）

162. 什么是网络依赖

互联网作为人类 20 世纪最伟大的文明成果，对促进社会的发展与进步起到了重要的作用，也深深地影响着人类的生活方式与思维方式。但由于现实生活压力过大，如就业竞争、社会交往挫折、婚姻家庭矛盾等，导致一些人沉溺于网络，在虚拟空间里寻求安慰和减压。

有研究显示，长时间上网会使大脑中的化学物质如多巴胺水平升高，令人呈现短时间的高度兴奋，沉溺于网络的虚拟世界不能自拔，时间一长就会带来一系列复杂的生理和生物化学变化，会使免疫功能降低，诱发多种疾患，如心血管疾病、胃肠神经症、紧张性头痛，以及精神、心理问题如焦虑、忧郁，部分人还会出现社交恐惧症等。

网络成瘾的判定标准常用的有：①连续一个月以上每天上网 4～6 个小时或者更长，严重影响了工作和学习；②认为上网能得到快乐；③不上网就会出现躯体症状，如头痛、出汗、烦躁不安等，但一接触网络，这些症状就立刻消失。

（孙喜蓉）

163. 网络依赖如何治疗

对于网络依赖的治疗，目前的主要的方法是心理治疗。

（1）认知治疗。强调弄清楚网络成瘾者上网的认知因素，从识别生活事件、不合理信念及认知、培养良好正确的认知技术和问题解决技术，协助网络成瘾者逐渐改善、构建和谐的认知结构，使得他们调整内心力量，积极面对那些需要解决的困难。

（2）支持治疗。肯定和鼓励网络成瘾者在生活中的成绩，使其把主要时间、精力放在让他获得成功的事件上，从而改变去网络中寻求心理需求的满足的方式，转移过度上网的注意力。

（3）分析性心理治疗。在长程的心理治疗过程中，针对一些个性及人格突出的网络成瘾者，挖掘他们内心需要及冲突模式，关注他们的情绪及处理情绪的方式，让他们能够意识到自己的情绪反应和真实需要，使其能够采取积极的应对方式来面对生活中的困境和对他人的不满，而不是选择逃避。

（4）行为治疗。①强化法：自我奖励、自我惩罚，即视当天的进展情况而给自己一些小小的奖励或惩罚；②行为契约法：成瘾者签定契约并成为契约的遵守者，他人则担任契约的执行者，从而规范成瘾者的上网行为，也培养其自我约束能力；③想象满灌法：想象自己上网成瘾后的种种极端后果，让其厌恶"现实自我"的形象，并用"理想自我"激励自己；④放松训练：为应对戒网瘾中出现的紧张、焦虑、不安、气愤等不良情绪，采用肌肉放松法、想象放松法及深呼吸放松法，以稳定情绪、振作精神。

（5）家庭心理治疗。家庭心理治疗的目的是调动每一位成员在家庭中的积极作用，使一个家庭成为心理功能健全的家庭，以此改善家庭成员的心理与行为问题。

（6）团体心理治疗。团体心理咨询是目前治疗成瘾行为的主流模式，它是由心理咨询者指导，借助团体的力量和各种个体心理咨询理论与技术，就团体成员的心理问题与他们共同商讨，提供行为训练的机会。在团体中，成员彼此经历过相似的认知和情感，因此他们能够相互支持，使每一位团体成员学会自助，以此解决团体成员共同的网络成瘾问题。

另外还有一些辅助治疗方法，如转移注意法，即在其他活动中寻找快乐，如欣赏一曲优美抒情的音乐、运动、打球，读一些轻松愉快、有趣味的书刊，或与朋友逛街、散步、看电影、郊游等。

又如社会支持法，即社会成员尤其是父母更多地关心成瘾者，理解他们，帮助他们，为他们戒网瘾营造一个舒适、安全的人际环境，让他们感受到现实生活中的人际温暖，满足他们人际交往和情感沟通的心理需求。

（孙喜蓉）

164. 是活泼好动还是"多动症"

丁丁和多多同上幼儿园大班，他们都是活泼可爱而且聪明的小朋友，精力旺盛，喜欢活动，游戏场上总能看到他们欢快地奔跑。但是，二人也有不同。

丁丁在外喜欢奔跑，但能尽量注意安全，能听从要求遵守纪律，手脚不乱摸乱动；上课的时候能很快安静下来，专心听老师讲故事、学认字，排队耐心等候；做游戏时守规则，玩具不乱扔，自己整理东西，做事耐心且不轻易放弃。

多多是班里的皮大王，喜欢冒险，跑来跑去、爬上爬下难消停，带他外出很担心，经常乱跑不注意安全，摔跤、受伤是常事；上课坐不住，扭来扭去像身上长刺，碰碰旁边小朋友，有时还下座位；听故事、看书不专心，旁边一有响动就扭头看，跟他讲话也心不在焉，东张西望；排队时经常推拉小朋友，做游戏也难守规则，拼图、搭积木常常不耐烦。

丁丁好动但不莽撞，兴奋起来也不太会失控，不当行为容易被制止。多多的好动不分场合而且不易管理，兴奋起来不能自控，不当行为屡教难改，很令老师操心。对丁丁这样的孩子严加管教难以奏效，有人说男孩子顽皮很正常，长大就好了，真是这样吗？

其实，丁丁的好动是他天生的气质特点，活动水平较高，即活动量大，但在正常范围内。活动量大的儿童，活泼好动，运动量大，体质好，精力充沛，喜欢探索。但有时也会因好动干扰别人，有时也难免磕磕碰碰，喜欢需要动的活动胜过待在需要保持安静的场合。他们正常的活动水平高，能根据场合调整自己的行为符合要求，在允许活跃时表现得活跃，在应该安静时也能安静下来。

多多的好动虽然也是他的天生特点，但活动水平过高，是超乎寻常的好动，控制力弱，不符合他的年龄发展特点。再加上他有其他不少相关的异常行为，可以算是注意缺陷多动性障碍，即"多动症"。

（张劲松）

—— 专家简介 ——

张劲松

张劲松，上海交通大学医学院附属新华医院发育行为儿童保健科、临床心理科主任，主任医师。中国心理卫生协会心理治疗与心理咨询专业委员会委员，中华医学会儿科分会发育行为儿科专业委员会委员，上海市医学会精神医学专科分会委员、行为医学专科分会委员、儿科专科分会发育与行为专业委员会委员副组长，上海市医师协会精神科医师分会委员。

擅长儿童青少年的心理发展与心理行为问题诊治等。

165. 如何判断孩子得了多动症

注意缺陷多动性障碍（又称多动症，英文简称 ADHD）是一组综合性的症状，主要表现为与同龄儿童相比明显的注意集中困难、注意持续时间短暂、活动过度及冲动。注意缺陷和多动/冲动是 ADHD 的核心症状，往往伴有学习困难、对立违抗、情绪异常等问题。注意缺陷和多动/冲动的症状可早在 3 岁左右出现，也可晚到入学后才表现明显。

多动/冲动的症状在幼儿期更为突出，表现为常常在不适当的场合过多地奔跑、爬上爬下、静不下来；在教室里或在其他要求坐好的场合，比同龄儿童显得坐不住，手或脚小动作多或在座位上扭动，甚至擅自离开座位；常常不能安静地参加游戏或课余活动；常常似乎被装了发动机，一刻不停地活动；常常话多而且爱插嘴，在老师的问题还没有问完时便急着回答；喜欢招惹人；经常不能耐心等候，打断其他小朋友的游戏或抢别人玩具玩。

注意缺陷的症状表现为注意难以保持持久；容易受外界刺激而分心；不注意细节、粗心大意；跟他讲话时，心不在焉；不能按要求完成任务，不愿意做需要保持精神集中的事情；丢三落四，如经常丢失玩具、学习用具或其他物品。

这些表现存在于两个以上场合，如在幼儿园/学校、在家或在其他场合，明显损害了孩子的学校生活、交往能力，在排除其他精神障碍的情况下，需要考虑多动症。

此外，ADHD 有明显的多动（以多动为主的类型），也有"安静"的多动（以注意缺陷为主的类型），或同时存在。

（张劲松）

166. 为什么会得多动症

出现注意缺陷症状不是家长管教不严格，也不是孩子自己想控制就能控制的，而是一种脑发育的障碍，具有生物学基础。以大脑前额叶功能缺陷为主，同时还可能有脑其他部位的功能不良。前额叶皮质是大脑的高级指挥部，主要负责行为的监督、调控和注意，也与记忆有密切关系。在前额叶的统一协调下，各部位才能有效地工作，否则就会出现多种症状，还可能有其他的行为和情绪失调。很多注意缺陷多动性障碍(ADHD)儿童虽然多动，但却显得笨手笨脚，动作不协调。

ADHD存在神经递质异常，如去甲肾上腺素、多巴胺、5-羟色胺等神经递质的功能异常，用针对改善这些神经递质的药物治疗后，ADHD的症状也会相应地得到改善。

在儿童生长过程中，一些可能影响脑发育的因素都可能与注意缺陷多动有关。如母亲怀孕期间饮酒或吸烟、孕期并发症，出生时早产或低出生体重，曾有严重脑损伤、严重的铅中毒、过量食用食物添加剂、长期睡眠呼吸障碍等。

ADHD与家庭社会因素也有关系。生活在不和睦、不稳定的家庭中，亲子关系不良，从小被忽视或虐待，或其他严重事件导致心理受到创伤；家长教育方法有问题，过分溺爱、疏于管教导致任性、没有良好的习惯和规矩，都会造成ADHD的症状。ADHD也可能与基因遗传有关，1/4的ADHD儿童的家庭中其他亲人也有ADHD。

（张劲松）

167. 得了多动症怎么治

对 ADHD(注意缺陷多动性障碍)的干预要遵从科学理念，需要从医学、心理和教育几方面进行综合性干预，在全面对 ADHD 儿童评估诊断后，根据可能的原因、严重程度、共病、对未来预测和现有条件等情况，决定具体的治疗方案，片面强调某一方面都是不足取的。

治疗方法包括心理行为治疗、药物治疗、教育指导、特殊教育和功能训练。行为矫正是治疗学龄前儿童 ADHD 的主要方法，还应加强社会生活技能训练。6 岁以下幼儿原则上不选择药物治疗，仅在病情严重时才谨慎选择。

（张劲松）

168. "节日综合征"是怎么回事

平日工作繁忙、学习紧张,总盼望着节日的到来,但节日过后,不少人出现不同程度的身心症状,如疲惫、焦虑、忧伤、无聊、胃口减退、头昏、心情烦躁等一系列症状,似乎陷入"节日综合征",这是怎么回事? 这是一种发生在节日中,由于生活规律改变、心理调适不良而导致的身心不适现象。节日里,常见以下几种影响心理健康的情况。

(1) 娱乐过度,"乐极生悲":长时间搓麻将、上网、玩游戏、看电视,不仅生活规律颠倒,还会引起神经功能紊乱,出现头昏、注意力不集中、心慌等不适。

(2) 礼尚往来,应酬焦虑:节日里走亲访友、参加婚宴,需要准备礼品、送红包、花时间,节日里参加各种应酬后感觉比上班还累。

(3) 吃喝无节制,"吞咽"烦恼:天天美味佳肴,难以抗拒的诱惑,但又担心发胖、焦虑"三高"(高血糖、高血脂、高血压),于是边吃边焦虑。

(4) 疯狂购物,"胸闷心痛":商家节日促销、大减价,引诱了很多人"喜刷刷"、还成了"负"翁,回家发现不少东西可能根本不适合或质量低下;为省钱买降价食品,一时消费不掉,不忍浪费强制吃下,结果伤心又伤身。

(5) 外出旅游,劳顿不堪:外出旅游本来兴致勃勃,但跟着旅行社则大多是东奔西跑、日夜兼程,弄得旅途劳顿。

(6) 赖床长睡,无精打采:节日里想好好睡几天懒觉,补上平时所缺的睡眠时间,于是每天睡 10 几个小时,睡眠中枢长期处于兴奋状态,而其他神经中枢由于受到抑制时间太长,恢复活动的功能就会变得相对缓慢,易造成神经系统功能紊乱。

(7) 无所事事,空虚无聊:有的人节日里没有安排外出活动,自己也没什么爱好,待在家里无所事事,于是感到没劲。

(8) 节后上班,懒散无力:长时间放松后,身体要进入到工作状态需要一段时间的适应,上述种种因素也会导致根本就没有得到适宜的休整。

(张劲松)

169. 如何应对"节日综合征"

针对节日里的心理健康问题,需要注意心理调适,建议如下。

（1）合理安排娱乐、作息：娱乐活动适当，避免大喜大悲的事情，要根据自己的身体和心理承受能力量力而行。避免到人多拥挤的旅游胜地，钓鱼、泛舟、就近郊游、在家听音乐都是很好的选择。作息时间可以比平日适当宽松、偶尔熬夜，多数日子要睡眠适度。最好将节日分为两三个阶段，有紧张的活动也有松弛的休息，留下两天恢复期，把生物钟调整过来。

（2）调整心态，防患于未然：旅游、商品打折的诱惑难挡，但行动前要做好计划，理性购物。外出旅游购物慎重，尽量不买价格昂贵的物品，只买一些价格不贵的纪念品和土特产，给自己留下美好的回忆。不论是娱乐还是购物、旅游，都先给自己设一个承受损失的底线，受骗上当时知道如何合法维权，遇到问题平心静气，如学会幽默、学会深呼吸，多宽容、少指责。

（3）节日中避免和缓解头痛的方法：缩短外出时间，尤其在气候炎热或寒冷的时候；避免温度忽冷忽热；避免在人多拥挤的室内长时间逗留。一般情况下，根据自己的习惯喝杯茶或咖啡，涂抹风油精、清凉油，喝一点十滴水，睡一觉，都可以有效地缓解头痛，严重者在医生的指导下用药物缓解。

（张劲松）

170.　为什么节日里的孩子并不快乐

孩子多盼望过节，但有些孩子节日里并不快乐，显得无精打采，甚至感到无聊、烦恼；有的孩子节日里宅在家中、厮守屏幕前；有的孩子就怕跟爸妈外出，似乎也陷入"节日综合征"。这与节日里生活节律改变有关。平日都是有规律地生活，节日长假打破了平日的作息习惯，家长的要求也放松了。不仅睡眠、饮食变得很不规律，平日养成的良好行为习惯也被放了假。家里来客、外出游玩，令年幼的小宝宝不能安睡；孩子放假到老人或亲戚家住，被宠得任性有加，好习惯全没了；放假的学生，一日三餐不好好吃，却拿零食当饭吃，天天睡到近中午，反而头昏无力。偶尔打破一贯的作息，可以让孩子学会灵活适应、避免刻板，但持续多日的作息混乱就会有不良影响。婴幼儿的生物钟混乱会带来情绪烦躁、睡眠和进食困难、大便失调。学生在长假中作息无规律会导致精神萎靡、行为散漫，给开学后恢复常规作息带来困难。

（张劲松）

171. 如何合理安排孩子的假期

合理安排孩子的假期，需要家长从多个方面综合考虑。首先，假期作息放宽应该有个限度，做个时间计划表。第二，走出家门，不做"宅孩儿"。整天在家的孩子，有的埋头赶作业、补习功课或看自己喜欢的书，有的则无所事事，从早到晚不是看电视就是打游戏。不管怎样，户外的活动时间都减少了。对平日学习紧张的学生来说，假期应是一个加强户外锻炼的好机会。第三，培养生活能力和家庭责任感。帮家里做事情，做好自己的事情，长假是一个好时机。家长应多用口头语言和肢体语言给予精神鼓励，让孩子从小就以自己会做事、能为家里做贡献而自豪，而非单纯以物质做奖励。第四，培养社会适应能力。多找机会接触外界事物、涉猎课外读物，拓展孩子的社会适应能力。第五，言行规范，树立榜样。假期和节日里，带孩子外出机会增多，家长要顾及自己的言行是否会给孩子带来不良影响。

（张劲松）

172. 什么是"路怒症"

"路怒症"概念最早来自国外。顾名思义，"路怒症"就是在路上这个特定的场所，驾驶者的情绪出现愤怒或暴怒的现象，称之为"症"是因为它典型而具有代表性，几乎和其他神经症一样具备了诊断学意义。

对于攻击性或暴力驾驶的"路怒症"解释，最常用的理论是挫折攻击性假设。在驾驶过程中，如果驾驶者因为路况较差或是其他道路使用者的不文明驾车行为，如抢道、闯红灯等，而使得自己的驾驶利益受损时，这种驾驶挫折就会激起驾驶者的愤怒情绪，从而产生攻击行为，这些攻击行为就是我们所说的攻击性行为或是暴力驾驶行为。"路怒症"的另一常用的理论解释是情绪理论，驾驶者受到外界环境刺激时，就会产生一种心跳加速、呼吸急促等愤怒样情绪，因这种消极的情绪产生了攻击的动机，从而导致了路怒行为的产生。

（周国权）

—— 专家简介 ——

周国权

周国权，上海市普陀区精神卫生中心主任医师。上海市医学会精神医学专科分会委员，上海市医学会行为医学专科分会委员。

专长为老年精神医学和康复精神医学。

173. "路怒症"有些什么表现

"路怒症"的常见表现有：①开车骂人成常态；②故意拦挡，不让别人进入自己车道；③开车时和不开车时的脾气天差地别；④前方车辆开得稍微慢点就不停按喇叭或者是闪远光灯；⑤一上车情绪就容易失控，遇到问题就冲动。

"路怒症"会危及自身的健康，小则可能导致自己在工作、生活上出现问题，大则可能导致自己及他人的损失，带来社会问题。在马路上动怒，会引发人体生理反射，儿茶酚胺分泌增加，交感神经兴奋性增高，使得心跳加快、血压升高，这对患有动脉粥样硬化者威胁极大。

（周国权）

174. 什么样的人容易出现"路怒症"

路怒症的产生与个人因素密切相关，主要包括以下几个方面。

（1）对信息的"歪曲"认识。有研究发现，在出现交通驾驶事件时，当事人会对事件的情景和当事人的行为进行归因。如果是驾驶者自己违反了交通规则，驾驶者会把行为结果归因于环境，如路况较差、交通拥堵、赶时间等；但如果是对方或其他人违反了交通规则，就会把此种行为的原因归为对方的恶意。这种对信息的"歪曲"认识常常潜伏于"路怒症"之后，随时会促进"路怒"行为的发生。这种认识倾向还会导致驾驶者对自己的愤怒情绪进行错误的归因，从而导致其他驾驶者的愤怒情绪。

（2）年龄与性别。年轻驾驶者控制欲较强，喜欢体验驾车时汽车处于完全掌控之下的乐趣，一旦这种乐趣受阻时就会比较急躁，加上年轻驾驶者对情绪的控制又比较差，就比较容易患上"路怒症"。研究表明，女性比男性更倾向于遵守交通规则，更遵从社会法规，也更倾向于维护交通法规的合理性和重要性。

（3）人格。偏执型人格者极度感觉过敏，思想行为固执死板，敏感多疑；冲动型人格的特征为有不可预测和不考虑后果的行为倾向，行为暴发难以自控；而具有焦虑型人格的人则一贯感到紧张、对拒绝和批评过分敏感，夸大日常处境中的潜在危险。

（4）情绪。现代的快节奏的都市生活，使人们积蓄了很多焦躁、疲惫等消极情绪，人们只能利用有限的机会将自己积压的情绪发泄出去。在道路交通中，一旦出现些许小摩擦，都会引发人们的情绪的爆发，从而导致"路怒"行为的发生。

（周国权）

175. 哪些客观原因导致"路怒症"更常见

当今社会，汽车不仅是一种代步工具，也是一种身份地位的象征，驾驶者的攀比心理往往也是造成"路怒症"的原因之一。比如，奥迪可以接受被宝马车超越，但是绝不能忍受被奥拓车超越。恰恰是由于汽车的这种特殊的炫富功能，使得人们在道路交通的驾驶行为上出现了种种奇怪的现象。另外，驾驶者是在被车子包围起来的一个相对独立的空间里，具有相对的匿名性，匿名更易导致攻击性驾驶。在不受社会监管、违规行为不受到惩罚的情境下，攻击性冲动容易产生，驾驶者更倾向于做出更多的具有攻击性的行为。

"路怒症"的出现还与当前的环境因素密切相关。近年来，机动车保有量大幅攀升，致使交通拥堵日益严重，特别是城市道路，原先的设计已经不能适应现在的交通运行。其他因素如天气状况、找不到停车位、长时间驾车等，也是不能忽视的。高温容易使人产生烦躁不安的情绪，会引起更多的攻击行为等。

（周国权）

* 9 7 8 7 5 4 7 8 3 8 4 4 0 *